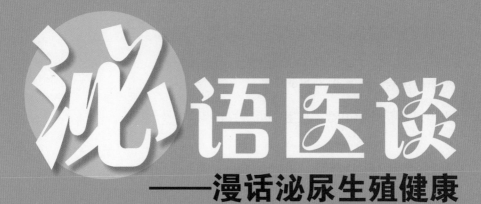

泌语医谈
——漫话泌尿生殖健康

程继文　王富博　主　编

U0397025

广西科学技术出版社

图书在版编目（CIP）数据

泌语医谈：漫话泌尿生殖健康 / 程继文，王富博主编 .—南宁：广西科学技术出版社，2023.8（2024.7 重印）
ISBN 978-7-5551-2022-3

Ⅰ.①泌… Ⅱ.①程… ②王… Ⅲ.①泌尿生殖系统—泌尿系统疾病—防治 Ⅳ.①R691

中国国家版本馆CIP数据核字（2023）第141418号

泌语医谈——漫话泌尿生殖健康

程继文　王富博　主编

责任编辑：李　媛　　　　　　　　　装帧设计：韦宇星
责任印制：韦文印　　　　　　　　　责任校对：冯　靖

出 版 人：岑　刚
出版发行：广西科学技术出版社
社　　址：广西南宁市东葛路 66 号　　邮政编码：530023
网　　址：http://www.gxkjs.com

印　　刷：广西彩丰印务有限公司

开　　本：787 mm×1092 mm　　1/16
字　　数：168 千字　　　　　　　　印　　张：10
版　　次：2023 年 8 月第 1 版
印　　次：2024 年 7 月第 2 次印刷
书　　号：ISBN 978-7-5551-2022-3
定　　价：68.00 元

编委会

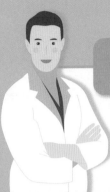

扫码守护
泌尿生殖健康

关注"小问题"，杜绝"大隐患"

从了解开始

配套视频

多种语言讲解泌尿生殖系统

关注身体信号

专家讲堂

关注尿液里隐藏的健康密码

警惕疾病隐患

科普文章

解答你对于常见疾病的疑问

向健康出发

互动园地

交流日常生活中的健康感悟

序 一

　　科学普及是科学家的天职，特别是医学科学工作者。科学普及与科技创新具有同等重要的作用。如果以全民健康为奋斗目标，医学科学普及与科技创新都是全民健康前进道路上两个有力的翅膀。人民健康是社会文明进步的基础，是民族昌盛和国家富强的重要标志。提高居民健康素养，首先要让健康教育"落地"，要"入耳""入脑"，才能让百姓"入心"，着力于养成健康的生活习惯与生活方式，最终落实在日常生活的自觉行动上。"上医治未病"，预防是最好的治疗。我国幅员辽阔，地域差异大，是一个团结统一的多民族大家庭，所以我们的医学科学普及不能简单地照搬国外的"成熟"模式，还需充分考虑我国特殊的社会文化背景和医疗资源分布情况，因地制宜，制定针对性的科普策略，以便更好地满足不同地区、不同民族的需求。"邦畿千里，维民所止"，推进民族团结，乡村振兴是一项久久为功的系统性工程。对脱贫摘帽的贫困地区、少数民族地区的人民群众来说，创新服务模式开展健康科普知识传播，将健康意识与优质资源送到乡村民间，是将"健康中国"战略与乡村振兴战略有机融合的具体体现。

　　程继文教授团队编写的这本《泌语医谈——漫话泌尿生殖健康》，非常接地气，是我国第一部配有6种少数民族语言和动画的医学科普读物，是推进"健康中国"战略，增强百姓民生获得感的有益尝试。壁立千仞匠心添笔，风华正茂制造卓越。相信这本书可以帮助更多的基层百姓提升健康素养，增强对医学知识的了解和自我保健能力，促进全民健康。

中国科学院院士　弓云旭

序 二

党的二十大擘画了以中国式现代化全面推进中华民族伟大复兴的宏伟蓝图。《"健康中国 2030"规划纲要》将"健康中国"上升为战略，大力推进"以治病为中心"向"以人民健康为中心"转变。全面建设社会主义现代化国家，最艰巨最繁重的任务仍然在农村。只有全民健康才有全面小康，只有农民健康，乡村才能振兴。加强基层人民群众的健康科普，防止因病致贫返贫是健康乡村建设的关键。探索健康科普知识的发布和传播机制，深入开展健康知识宣传普及，是中华医学会泌尿外科学分会（以下简称"学会"）的重点工作内容之一。近年来，学会开展了多期以"关注泌尿健康，关爱泌尿病人，为爱携手同行"为宗旨的"U医公益行"全国性大型系列公益活动。程继文教授是中华医学会泌尿外科学分会第十一届、第十二届全国委员，他不仅参与了由学会组织的《中国泌尿外科和男科疾病诊断治疗指南》部分章节的编写，还带领广西泌尿外科医师的精英们完成科普读物《泌语医谈——漫话泌尿生殖健康》的编写。这本书图文并茂，既通俗易懂，又具有专业性、科学性，还配有动画视频，创新性配有 6 种我国具有地域代表性的民族语言配音，便于少数民族地区的基层百姓学习。以"健康中国"战略为坐标维度考量，乡村百姓尤其是少数民族地区百姓的健康促进提升无疑是全民健康所面临的短板与堵点痛点，这本科普读物探索了科普知识传播的新模式，是健康中国惠及乡村振兴的有益尝试。

中山大学孙逸仙纪念医院泌尿外科主任
中华医学会泌尿外科学分会主任委员

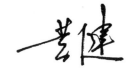

序 三

2023 年是"十四五"规划承上启下之年，也是全面贯彻党的二十大精神的开局之年。泌尿外科医务人员将以党的二十大精神为指引，为国家的"健康中国"战略服务。由于文化传统、生活习惯等各种客观条件的限制，我国少数民族地区仍然有部分群众选用本民族语言进行日常交流。在建设"健康中国"的战略背景下，针对少数民族地区开展医学科普是一项急迫且非常重要的工作。目前我国少数民族语言文字的医学科普作品非常稀缺。中国医师协会泌尿外科医师分会是全国泌尿外科医师之家，我们的口号是"健康中国，泌尿先行"。程继文教授作为广西医师协会泌尿外科医师分会的会长，与全国泌尿外科医师一道，围绕泌尿外科临床实践、学科建设、医师队伍培养等方面做了大量卓有成效的工作。这本由程继文教授主编的《泌语医谈——漫话泌尿生殖健康》将常见泌尿系统疾病防治知识融入精彩的漫画故事中，涵盖诊断、治疗、预防等多个方面。这本书还是我国第一部配有 6 种少数民族语言动画的医学科普读物。作者采用动画结合配音的形式完美解决了我国幅员辽阔、多民族、多语种的科普难点，配音包括壮族、蒙古族、藏族、维吾尔族、彝族和黎族等民族语言，让这些区域的少数民族群众可以毫无压力地学习泌尿外科常见疾病知识及自我管理技能。

党的二十大报告提出："促进优质医疗资源扩容和区域均衡布局，坚持预防为主，加强重大慢性病健康管理，提高基层防病治病和健康管理能力。"为人民群众提供全方位全周期健康服务是"健康中国"的落脚点，也是我们每一位医务工作者的初心使命。我想，这本书能够成为一个良好的载体，持续增强基层尤其是少数民族群众在医疗卫生方面的获得感、幸福感和安全感。

中国医学科学院肿瘤医院副院长
中国医师协会泌尿外科医师分会会长

前 言

过去的几年里，我们广西的泌尿外科同道们，积极响应中华医学会泌尿外科学分会、中国医师协会泌尿外科医师分会的倡导，先后在广西多个基层医院开展义诊、教学查房、手术、指南巡讲等系列公益活动。基层开展活动期间，在与许多农村或者少数民族地区群众的沟通交流过程中，我们感受到相当一部分群众缺乏自身健康管理的理念，不少家庭甚至出现因病返贫的现象。由于文化水平和生活习惯的制约，许多少数民族同胞日常交流仅限于本民族语言。而我国目前绝大多数的科普内容是通过汉字和普通话呈现，这极大地影响了科普工作在少数民族地区的开展效果。

《"健康中国 2030"规划纲要》，将"健康中国"上升为战略，要"以人民健康为中心"。我们通过对多处基层的走访调研，切身感受到只有农民健康，乡村才能振兴。我国幅员辽阔，少数民族众多，但是针对少数民族语言文字的医学科普读物却非常稀缺。于是，我们萌生了编写这本《泌语医谈——漫话泌尿生殖健康》的念头，希望能探索一种新的科普知识传播方式。这是一部漫话泌尿生殖健康的科普读物，以通俗易懂、幽默风趣的语言和诙谐形象的漫画，介绍了泌尿生殖健康的方方面面，同时配有除普通话和英语外，还涵盖壮族、蒙古族、藏族、维吾尔族、彝族、黎族等 6 个少数民族语言的科普视频，立体化普及泌尿生殖健康知识。期待这本书能将泌尿外科的健康理念科普给更多的基层和少数民族群众。

广西泌尿系统疾病临床医学研究中心主任
广西医师协会泌尿外科医师分会会长

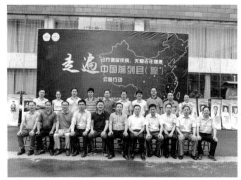

广西百色

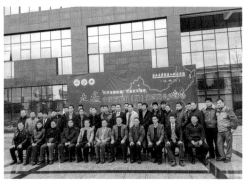

广西桂林临桂

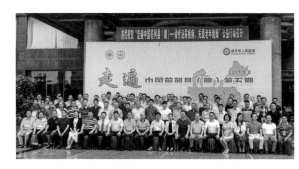

广西桂平

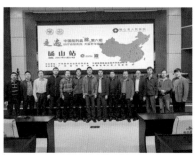

安徽砀山

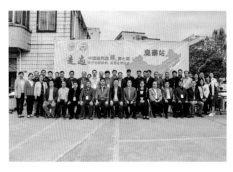

广西柳州鹿寨

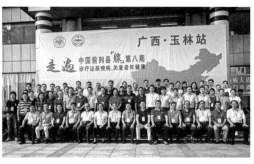

广西玉林

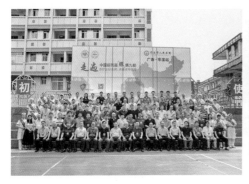

广西梧州岑溪

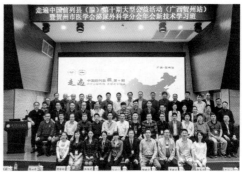

广西贺州

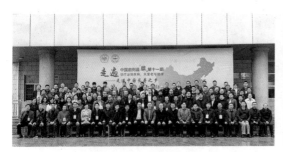

广西南宁马山

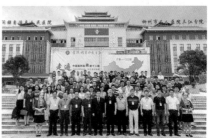

广西柳州三江

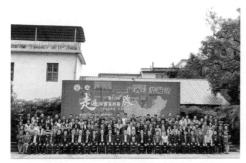

广西桂林恭城

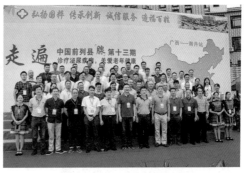

广西河池南丹

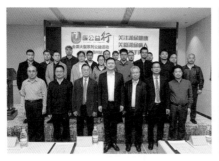

广西梧州石桥

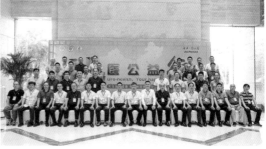

广西防城港

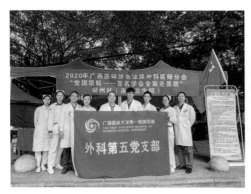

广西柳州

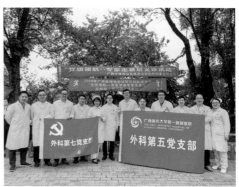

广西桂林灵川

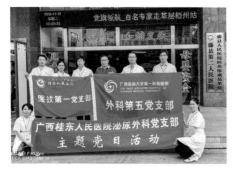

广西梧州藤县

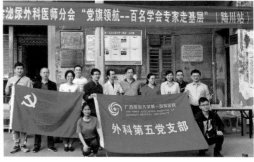

广西玉林陆川

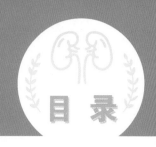

目 录

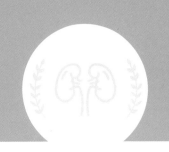

你了解自己吗？

"腰子"是什么？

"腰子"就是肾脏

猪腰子、羊腰子经常出现在我们的餐桌上，有些人爱极了它的脆嫩爽口，那么你有没有想过，"腰子"究竟是什么呢？人有"腰子"吗？人的"腰子"又在哪里呢？

其实，所谓的"腰子"就是我们赖以生存、专职排泄的重要器官——肾脏。正常情况下，人是有两个肾的，左右各一个，左边的肾比右边肾的位置高一点，一个肾重100～150g。肾脏的形状像一对大蚕豆，上面各有一顶"小帽子"——肾上腺。肾在腹腔内靠后的地方，与腰部比较接近。有人腰疼的时候，大家常常会说"是不是肾不好"，其实也是有科学依据的。

人们对肾的了解大多源自中医的脏象论。中医认为肾是先天之本，生命之根。其实，中医对"肾"的认识，其内涵比现代医学解剖学中的肾脏广泛。中医所说的"肾"大致相当于现代医学中肾、膀胱、骨髓、脑、头发、耳、外生殖器等构成的系统。因此，中医里的"肾虚"并非仅是肾脏本身的问题，而是全身多系统多器官症状的综合表现。

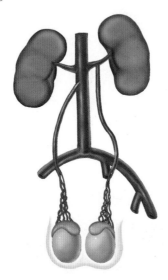

"腰子"（肾脏）

3

肾脏里面到底都有些什么呢？你可以这样理解：肾脏分为"过滤漏斗"和"输送管道"两部分，过滤漏斗部分是由许许多多小血管团组成的，每个血管团都是一个小漏斗，能够把血液里的脏东西过滤出来，这就是最原始的尿液；输送管道部分把过滤出来的尿液汇集到一起，往出口输送。

肾脏的出口处有一个像大喇叭一样的结构，那就是肾盂。它是肾脏的"痰盂"，肾脏生成的尿液都通过肾盂汇入接下来的运输通道内。同样的，肾盂也容易堆积"垃圾"，肾脏产生的结石容易堆积在这里，从其他地方跑来的细菌也容易聚集在这里而引起炎症。

尿液在肾盂聚集后，往下进入了长长的隧道——输尿管。输尿管连接肾盂和膀胱，管径平均为 0.5～0.7cm。成人输尿管全长 25～35cm，是一对细长的管道。输尿管有三个位置比较狭窄，第一个在输尿管起始处，第二个在行程中靠近人体骨盆处，最后一个在输尿管连接膀胱处。这些位置狭窄，容易将结石卡住，因结石导致腰痛的朋友，多会在这些部位发现有结石。

肾脏是"污水处理厂"

肾脏是人体的"污水处理厂"，我们每天排出的尿液都是由肾脏凭一己之力产生的。说起来简单，但这个污水生成器的构成可不简单，尿液的产生过程也是由许多复杂的生理过程构成的。血液经血管流入肾脏，在肾脏里走一圈，将血液里的废物以尿液的形式过滤浓缩出来，剩下干净的血液流出肾脏回到身体大血管中，而被过滤浓缩出来的尿液进入污水处理厂的"污水运输通道"。

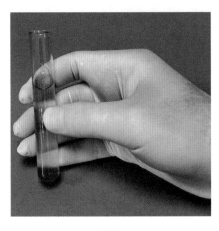

尿液

肾脏是维持新陈代谢平衡的重要器官

肾脏是维持人体生命活动和正常功能所必需的重要器官。一方面，可以排泄各种新陈代谢的终产物以及进入体内的药物和毒物等；另一方面又可以调控体液的容量及其成分的排出，保留体液中各种对机体有用的营养物质和重要的电解质，并排出过多的水和电解质。从肾脏排出的物质种类最多、体量巨大，且肾脏可以根据身体的不同情况改变尿量和尿液中物质的排出量，在调节机体的水和渗透压平衡、电解质和酸碱平衡中起着重要的作用。此外，肾脏还能产生多种具有生物活性的物质，起到调节内分泌的作用。如肾脏生成肾素维持血压，生成促红细胞生成素维持红细胞数量，以及合成活性维生素 D_3 促进人体对钙的吸收和骨骼的形成。因此，慢性肾功能不全的患者会表现出贫血和骨质疏松的症状。

肾脏是整个泌尿系统的"总司令"，它和许多"部下"一起合力完成"排尿"这项神圣而复杂的生理过程。如果将尿液比作人体内需要排出的"污水"，那么整个泌尿系统的运行方式与污水处理厂就十分相似。肾脏就是污水的生成器，将人体血液中的污物从血液中分离出来，形成污水——尿液。之后污水经过运输管道——输尿管，运输到污水贮存库——膀胱，待积攒到一定水量后便向上级申请开闸排污，得到批准后便可以将污水通过尿道排出体外。自此，污水处理厂完成了一整套工作。而事实上，人体在持续地产生尿液，因此我们体内的污水处理厂也一直在保持不间断的流水线生产，这就是我们泌尿系统粗略的分工合作流程。

总之，肾脏是通过排泄代谢废物，调节体液，分泌激素，以维持机体内环境的稳定，使新陈代谢正常进行。怎么样？现在是不是对我们的肾脏有了一定的了解？人体的泌尿系统还有好多奥秘等着我们去探索，让我们一起向下一站出发吧！

没有随地小便全靠它！

下班回家路上，你逐渐忍不住尿意，于是三步并作两步飞快冲回家里，急忙打开卫生间的门，然后畅快地"释放"了一番。这个场景再普通不过，但是你有没有想过，是什么帮助你忍了这么长时间，没有在公众场合直接"大肆奔涌"致使颜面尽失？又是什么一次次提醒你，到了需要去上厕所的时间呢？

泌尿系统的"蓄水池"——膀胱

能忍住尿意，要归功于我们的膀胱。膀胱位于盆腔内，靠近身体前侧，是一个由肌肉构成的"大水囊"，呈倒三角形。膀胱与两根输尿管相连，专门用于储存肾脏产生的尿液。膀胱的大小由其所装的尿液的量决定，当憋尿憋得久了，肚脐下方的小肚子很有可能会被膀胱撑大。而刚刚排空的膀胱，一般在身体表面是摸不到的。

膀胱的大小随其充盈程度而变化。通常情况下，成人的膀胱容量通常为 350 ～ 500mL，当膀胱储存的尿量超过 500mL 时，膀胱的张力变大，就会给我们的大脑发送信号，申请"开闸泄洪"，此时我们就能感受到尿意了。膀胱最大容量约为 800mL，通常女性的容量小于男性，老年人因膀胱肌张力低而容量增大。当膀胱存储的尿量超过最大生理性容量时，就会产生一种胀迫的不适感，甚至会有疼痛和心烦意乱的感觉。

如果憋了很久还是没有排尿，膀胱就会出现过度膨胀，还会出现控制排尿的"闸门"因膨胀而松弛，这就有可能突破极限，使人"一泻千里"。还有一些极端的情况，如酒后憋尿膀胱存在"爆炸"的风险。曾有新闻报道，一男子酒后憋尿摔跤竟把膀胱摔"爆"了。为什么憋尿的时候容易出现膀胱破裂呢？这是因为当平时没有尿意、膀胱空虚的时候，膀胱位于骨盆深处，且有周围肌肉、骨骼和软组织的保护，除非有锐器贯通致伤或骨盆骨折，一般不容易发生膀胱损伤。但如果膀胱处于充盈状态，犹如充满水的气球，也就是平常尿意比较急的时候，此时受到外力冲击，就很容易出现膀胱破裂。临床中最常见的膀胱破裂，就是由饮酒后没有及时排尿，再加上酒后打闹等原因摔倒或磕碰下腹部所导致的。因此要记住，喝酒莫要贪杯，更不要憋尿。

膀胱有 3 个开口，分别是左右两侧的输尿管口和尿道开口。3 个开口之间形成一个三角形的区域，即为膀胱三角，它是肿瘤、结核、炎症的好发、多发部位。膀胱与尿道开口连接的部位就是第一个排尿"闸门"所在的位置。

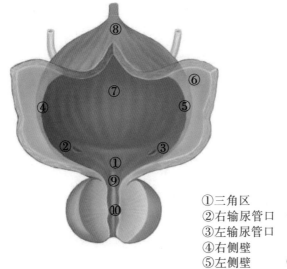

①三角区　　⑥前壁
②右输尿管口　⑦后壁
③左输尿管口　⑧顶部
④右侧壁　　⑨膀胱颈
⑤左侧壁　　⑩后尿道

膀胱

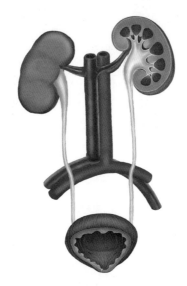

泌尿系统

7

憋尿不是一个好习惯

所谓"憋尿"，就是膀胱中蓄存的尿液超过了膀胱生理性容量，却有意识地忍而不排。

由于现在人们生活节奏加快，时间分配紧张，很多人养成了憋尿的习惯，有的人还以憋尿持久为荣，声称自己锻炼出了"大膀胱"。其实不然，长期憋尿，膀胱肌肉会逐渐变得松弛无力，收缩力量变弱，久而久之会导致排尿不畅、排尿缓慢、抵抗力降低等，严重影响人的正常生活和社会交际。而当发生排尿不畅时，细菌就会乘虚而入，大肆生长繁殖，不仅容易引起膀胱炎、尿道炎等泌尿系统疾病，严重者还会引发各种各样无法挽回的后果，甚至会影响到其他器官。

膀胱就像个水箱，水箱积水久了就容易出现水垢，膀胱也是一样的，憋尿久了，尿液在膀胱里停留的时间就长，可能会有杂质沉淀下来，久而久之就可能生成结石。而且"水垢"可能会滋生细菌，长期憋尿可能会导致膀胱炎症的发生，排尿就会变成一件痛苦的事情。

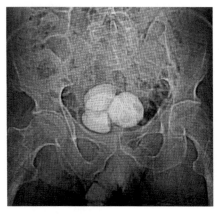 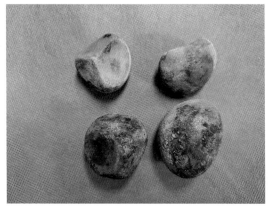

泌尿系统平片示：膀胱结石　　　　　　　　手术中取出的膀胱结石

长期憋尿还有一个更大的影响。膀胱一直满满当当，而肾脏是兢兢业业不停地工作的，时刻都在产生尿液，并不会因为道路不通而停止它生产的步伐。如此一来，从输尿管输送下来的尿液就只能堵在"门口"，就和高峰时期的马路一样，越堵越长，越堵越远，慢慢地就影响到了肾脏。尿液长期堆积在输尿管和肾脏里，肾脏会牺牲自己的部分体积来容纳多余的尿液，就可能出现输尿管和肾脏积水，影响肾脏功能，这将是一种不可逆转的结构和功能损害，甚至会导致尿毒症等严重后果。

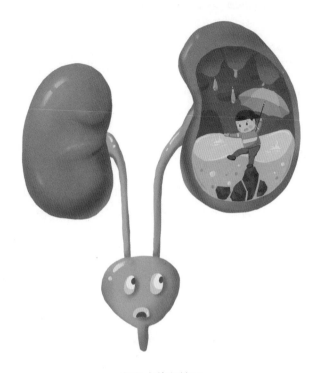

肾积水伴肾结石

　　膀胱是泌尿系统这个大型"污水处理厂"的蓄水池，负责污水的储存及排放，我们能控制自己不随地小便都是多亏了膀胱。但是，憋尿并不是什么好习惯，憋坏了身体得不偿失，因此我们应该响应身体的号召，身体提醒我们上厕所的时候就好好上厕所，让我们的"污水处理厂"运转顺畅。

"前列线"？前列腺！

听到"前列腺"，你的第一反应是什么？是前列，还是前线？其实，前列腺是男性特有的一个器官，是泌尿生殖系统的一个组成部分，在泌尿生殖系统的前线维持着机体的正常运转。

守卫尿路的"栗子"

前列腺的外形就像一颗剥了壳的栗子，底朝上，尖朝下。正常成年男性前列腺横径4cm，纵径3cm，前后径2cm，重约20g。前列腺被包裹在膀胱和尿道连接的地方，尿道根部从前列腺里穿过。前列腺就像是男性尿道的"闸门"，控制和协调排尿功能。而患前列腺增生的男性之所以排尿变得很困难，是因为肥大的前列腺把尿道卡死了，像捏住了尿道的喉咙，尿液自然无法通畅地往外流了。

每逢节假日，因为排尿困难到医院就诊的男性病人就会增多，他们大多是前列腺出了问题。这是由于节假日亲朋好友间常常聚会聚餐，难免会饮酒助兴。然而，喝完酒后，一部分中老年男性第二天早起解不出尿，甚至有些年轻男性也会出现尿频尿急、下腹部坠胀不适的困扰。这些症状和前列腺有什么关系呢？这是因为前列腺腺体的血运比较丰富，酒精容易使前列腺局部充血、水肿，男性饮酒尤其是过量饮酒后会导致前列腺增生、前列腺炎患者症状加重，出现尿频、尿急甚至尿不出的严重情况。

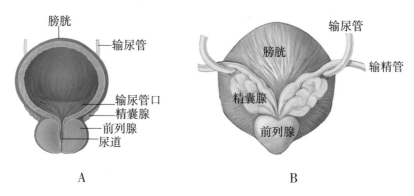

前列腺

当医生怀疑病人前列腺有问题的时候，会使用一种简便的检查方法——直肠指诊。由于前列腺的前方顶着小腹下方的骨头，前列腺的后方和直肠比较贴近，因此有的时候检查前列腺会从肛门进行指检，这是检查前列腺的基本方法，也是简单快速经济的协助判断病情的检查手段。所以当医生怀疑你的前列腺存在问题，要进行前列腺直肠指检时，大家不要觉得奇怪哦！

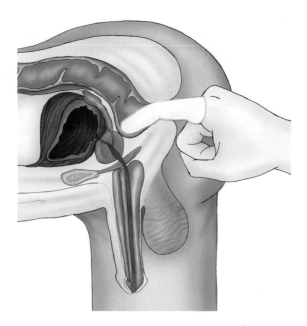

直肠指诊

泌尿生殖不分家

除了参与排尿，前列腺还有其他的作用吗？别急，接下来将一一告诉你。

如果你认为前列腺只是作为尿道的一部分，没有其他功能，那你就错了。其实前列腺还有一些必不可少的功能，其中一个是分泌前列腺液。前列腺液是精液的主要组成成分。前列腺内藏着许许多多的小腺体，其分泌的多种物质，共同组成了精液的基质成分，也就是说前列腺为精子创造了一个可以畅快游动的环境，并且使精液对大多数致病菌具有杀伤作用。此外，在射精时，前列腺通过收缩、挤压、协助精液排出。正因为前列腺是一个分泌十分活跃的腺体，也容易发生多种疾病，如良性前列腺增生、前列腺炎、前列腺癌等。

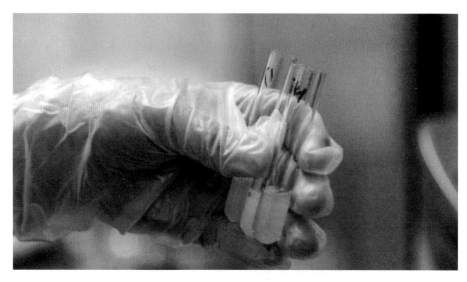

前列腺液

　　说到这里，你可能会问，这些前列腺问题应该属于生殖系统问题，和泌尿系统有什么关系吗？为什么把前列腺归到泌尿系统里来呢？正是因为前列腺具有得天独厚的位置，导致前列腺的很多异常都是通过小便发现的。比如刚刚提到的前列腺增生，使尿道梗阻并出现排尿困难；再比如前列腺发炎，也会出现和尿道发炎、膀胱发炎类似的症状，如尿频、尿急、尿痛等不适。可见，前列腺和泌尿系统关系紧密，亲如一家。在医院里，还可以通过检查前列腺液来辅助诊断疾病，由于它能通过尿道排出，因此是一项无创、安全的检查手段。有很多治疗前列腺疾病的方法都是通过泌尿系统完成的。

　　前列腺的体积会随年龄增长而增大，青年阶段其体积处于相对静止状态，而老年阶段其体积增大较快。60岁以上男性前列腺增生的发生率在50%以上，可见前列腺在男性泌尿系统中的重要地位。老年男性排尿困难的症状，大部分是由前列腺疾病所造成的。

　　前列腺就是这样一个在泌尿和生殖系统中都扮演着重要角色的器官，别看它个头小，它的作用可大着呢！一旦不注意平时的生活习惯，它可能就会引起一系列令人头痛的问题，这不仅仅关系到男人自身的健康，还有可能影响到夫妻关系的和谐。因此学习前列腺相关知识，男女都要重视哦！

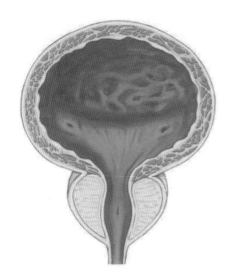
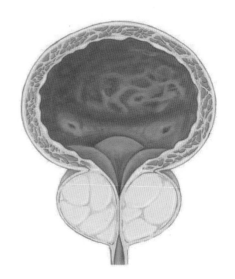

前列腺增生

　　另外，前列腺作为一个生殖腺体，和雄激素有非常密切的关系。有的医生认为前列腺增生就是雄激素过度分泌所导致的，甚至有人认为前列腺癌的产生也是雄激素过度分泌所导致的。那么是不是雄激素就不是个好的东西了？前列腺的疾病要怎么治疗呢？这些将在后续的章节进行讲解。

"尿"路漫漫

尿液从身体排出前经历的最后一段旅程就是尿道了，它好比是"污水处理厂"的"排水管"，将膀胱这个"蓄水池"与外界连通。你可能会觉得，不就是一段"排水管"嘛，有什么好说的？其实关于尿道的学问可大着呢！

男女有别

尿道像一根长长的橡皮管，连接着膀胱和体外，帮助人排出尿液，这是尿道的基本功能。尿道周围还有一层肌肉，帮助尿道收缩，以防止尿失禁。但是，男性尿道和女性尿道是有区别的，男性尿道比女性长很多。这是因为男性有外生殖器的存在，尿道也要跟着经历"九曲十八弯"，男性尿道可以达到 18cm 左右；而女性尿道就短得多，一般在 3～5cm。

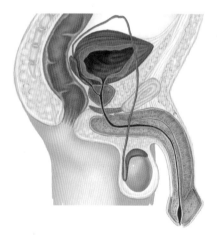
男性尿道

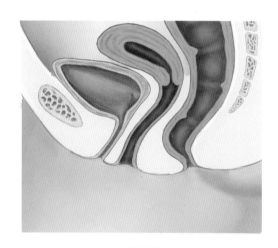
女性尿道

男性尿道不仅"道路"漫长，还有三个天然的"关卡"，两个天然的"弯道"。三个"关卡"分别位于尿道的"入口"、尿道穿过前列腺后和尿道的"出口"。尿道"关卡"处也是尿道结石容易嵌顿的地方。两个"弯道"在阴茎自然下垂时同时存在，而当阴茎提起时，靠近尿道"出口"的弯道会自然消失。

由于尿路漫长，男性尿道随时可能出现"拦路虎"。除了上述的三个天然"关卡"，在男性尿道的各个部位都有可能出现狭窄，比如前列腺肥大引起的尿路狭窄，或生殖器外伤致尿道损伤引起的尿道狭窄；除狭窄外，男性尿道也更容易出现尿道结石，卡在尿道的"关卡"和"弯道"中，造成排尿不畅。

女性的尿道由于短得多，比较少见狭窄的问题，但是同时也产生了另外的问题：与外界距离近，就更容易感染细菌。女性尿道短而直，细菌容易由外界入侵造成尿道感染，因此女性尿道感染是十分常见的问题，比男性患病率高 8～10 倍。此外，女性尿道外口离阴道口、肛门很近，容易受粪便及阴道内排泄的细菌所污染。另外，因为老年妇女膀胱肌渐渐无力，尿液排不干净，细菌很容易在残余尿液中繁殖，所以老年妇女要格外当心尿道感染这个问题。

此外，女性尿道短，"关卡"少，虽然减少了梗阻的问题，但是又容易导致尿失禁等困扰女性朋友的难题出现。比如在高速公路堵车长时间憋尿的情况下，女性较容易因尿失禁而产生一些尴尬。特别是有多次生育史的老年女性，由于盆底肌肉包括尿道括约肌的松弛，即尿道"闸门"松懈，更容易受尿失禁的困扰。

尿道不仅是尿之道

男性尿道还有一个女性尿道没有的特殊功能——排精。尿液和精液走的是同一条路，它们分别从肾脏和睾丸产生，走到前列腺后开始并入同一轨道，这就和上一节说的前列腺联系起来了，前列腺分泌的前列腺液就是和精子一起从尿道排出的。因此尿道也是"精道"，任何尿道的问题都有可能影响到排精，进而影响男性的生育功能。尿液和精液并不会同时排出，这也得益于尿道"入口"处的"闸门"把关，在精液进入尿道时把尿液堵在尿道之外。女性尿道和生殖系统是分开的，然而两者的开口却十分靠近，因此有的情况下这两套系统也会"串门"，那就乱了套了！当阴道中的细菌"移居"到尿道，就可能引发女性泌尿系统疾病。男性尿道和女性尿道都有辅助性活动的腺体，即尿道腺。作为一种附属性腺，尿道腺分泌透明且含有蛋白质的黏液，其作用是润滑尿道黏膜的表面，在同房时具有润滑的作用。

男性尿道和女性尿道有很大的区别，从外形到功能、从长短到易患疾病都不一样，因此男女在关注尿道健康的时候需要注重的方面也不完全相同。

尿道感染是一个十分常见的问题，一般来说，它不是什么严重的疾病，只是有一些尿频、尿急、尿痛之类轻微的不适，一经治疗，就很快能好转。可正因如此，许多人并不对它加以重视，吃几天药，身体感觉没事了就停药。然而这样"应付"，容易让少数致病菌躲过抗生素的攻击，幸存下来；到了适当的时机，它们就会卷土重来，引起复发。这时，致病菌还会产生耐药性，使以后的治疗更加困难。

这样一来，泌尿系统从头到尾就大致介绍完了，接下来我们就来进一步认识"污水处理厂"的日常工作内容吧！

小便的"前世今生"

前面我们了解了泌尿系统的各个组成部分,接下来就让我们一起来参观这个人体最大"污水处理厂"的生产过程吧,看看我们每天排出的尿液都是怎么来的?

"污水处理厂"一日游

首先,我们来到了第一站——肾脏。在这里,肾脏将血液里不需要的部分分离出来。有一根大血管将血液输送到肾脏,然后分散到肾脏内许许多多的小血管团中,就像一个个车间一样,把血液里的废物和多余的水筛选过滤出来,通过流水线送往肾盂;剩下的干净血液再通过大血管回到机体再进行循环。

经过了过滤这道工序以后,还有下一道工序叫"浓缩"。肾脏有一批管道专门负责浓缩尿液。过滤出来的原始尿液与我们小便排出来的尿液有很大的差异,因为原始尿液中还含有许多"宝贝",其中包括我们所熟知的营养成分,如葡萄糖、氨基酸、盐等,当然,还有大量的水。正常人每天产生的原始尿量约为排出尿量的 100 倍或人体血液总量的 45 倍。然而,我们每天并没有排出如此大量的尿液,原来是血液过滤产生原始尿液之后,就进入了"污水处理厂"的"污水运输通道",在这里对大部分的"宝贝"物质进行重吸收,剩余部分才成为真正的尿液从体内排出。这样能减少尿液的量,免得我们一天到晚都得跑厕所。

在肾脏的出口处,喇叭口状的肾盂海纳百川,收集了各个"车间"和"管道"产生的尿液,再送往下一道工序。

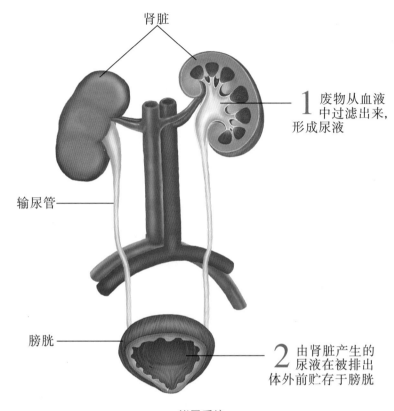

肾脏

1 废物从血液
中过滤出来,
形成尿液

输尿管

膀胱

2 由肾脏产生的
尿液在被排出
体外前贮存于膀胱

泌尿系统

　　第二站,从肾盂出发,经过长长的"隧道"输尿管,就进入了"蓄水池"膀胱。咦?蓄水池怎么看起来不大呀?原来,随着输送进来的尿液越来越多,膀胱还能继续变大,不过这也是有极限的,到达一定程度,膀胱就会拿着小喇叭朝"顶头上司"大脑喊:"装不下啦!该开闸泄洪啦!"

　　这时,人体就会感觉到一阵阵的尿意,渐渐憋不住了,就四处找厕所。等到找到厕所,各就各位,大脑就冲着膀胱喊一嗓子:"准备好啦!开闸!"膀胱得令,打开了"闸门",并不断缩小自己的体积,把尿液挤进"排水管"尿道。

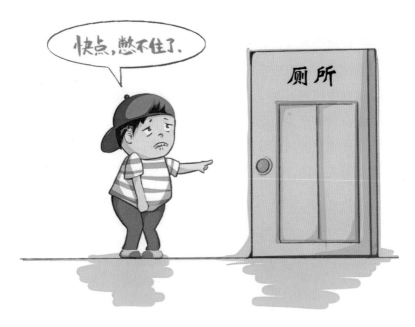

憋不住啦！

最后一站，从"蓄水池"里出来的尿液流进了最后一道工序——"排水管"尿道。男性的"排水管"和女性的"排水管"完全不同。尿液流经男性尿道需要路过几道狭窄几道弯，才能最终奔向厕所的怀抱；女性的就简单得多，尿液走过一段 3～5cm 的路就能见到外面的世界了。

尿量多少才正常？

正常人每天排出的尿量在 1000～2000mL 之间，一般为 1500mL 左右。在异常情况下，每天的尿量可增多或减少，甚至出现没有尿的情况。每天尿量长期保持在 2500mL 以上，称为多尿；每天尿量在 100～400mL 范围内，则称为少尿；如果每天尿量不到 100mL，则称为无尿。尿量太多，体内丢失的水分过多，会导致脱水；尿量太少，身体产生的废物将聚集在体内，给身体带来不好的影响；而无尿的后果，则更为严重，肾脏相当于失去了功能，身体唯一的"污水处理厂"罢工，还能好得了吗？

正常尿液呈淡黄色或无色，清澈透明。若尿液的颜色出现变化，可能是人体泌尿系统或其他系统出了问题。虽然尿液的颜色可以告诉我们一些疾病，但是也不能看到颜色改变就惊慌失措，可以先从自身的饮食寻找原因。最常见的就是饮水过少或剧烈运动之后出现尿液颜色加深，这是正常的生理现象，只要多饮水即可恢复。此外，尿液颜色与饮食、服药也有关系。如食用红心火龙果后尿液会变红色；大量进食胡萝卜时尿液呈黄亮色；服中药大黄，可使尿液颜色深黄如浓茶样。当无法从饮食中找到原因时，需要及时前往医院就诊。

此外，尿液从肾脏产生，途经输尿管、膀胱和尿道，泌尿系统中任意一个部位发生堵塞都会影响尿液的正常排出，并波及肾脏。若尿路长期不畅，可能会引起肾积水，损害肾脏功能，影响机体日后的"污水处理"能力。

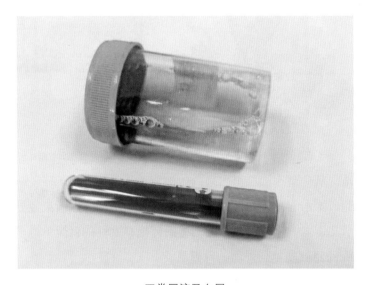

正常尿液及血尿

"污水处理厂"参观完了，是不是对尿液产生的过程有了更多的认识呢？接下来，我们就来慢慢了解"污水处理厂"出现问题时，分别会有什么症状，该如何处理吧！

我不对劲

我腰痛！

在现如今的社会生活中，腰痛十分普遍，甚至已经成为一种跨越年龄的通病。二三十岁的人，拥有五六十岁的腰，动不动就喊腰痛。

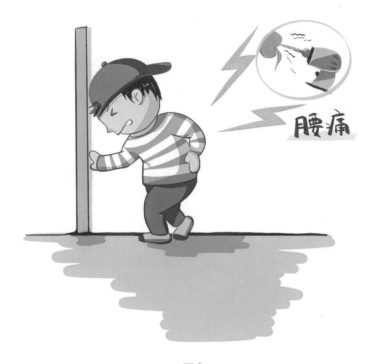

腰痛

实际上，有很多因素都会导致腰痛，常见的有腰椎疾病、腰肌劳损、强直性脊柱炎等。但和其他原因导致的腰痛相比，有一种因泌尿系结石导致的腰痛更加"来势汹汹"，让人"痛到打滚"，就是传说中的"肾绞痛"。通常 7 ～ 10 级的疼痛是难以忍受的，而肾绞痛通常为 8 ～ 10 级的疼痛，属于重度疼痛到剧痛的范围。并且肾绞痛的发作常常没有任何先兆，疼痛程度甚至可以超过分娩、骨折、烧伤等，导致无法正常的工作、休息，需要使用镇痛药物才能够缓解。肾绞痛通常由泌尿系结石引起，以腰部或上腹部剧烈疼痛为典型表现，常伴有恶心呕吐、大汗淋漓、面色苍白、辗转不安等症状，严重者可引起晕厥、休克。

为什么泌尿系结石会引起肾绞痛呢？

泌尿系结石多生成于肾盂。大部分情况下，肾盂里的结石如果乖乖待在"家"里，与人体是相安无事的，一般不会产生特别严重的疼痛。但有时由于人体运动或是尿液冲刷，肾结石会掉落到输尿管内，还会沿输尿管掉落至膀胱，变成膀胱结石。而人体输尿管并不是我们想象中的那种平滑均匀的管子，它的管径只有 0.5～0.7cm，其中还有几处天然的"关卡"。于是，输尿管里的结石在下落的过程中，有时就很自然地被卡住了，堵住了沿输尿管下流的尿液，此时上端的输尿管因为尿液无法排出而扩张积水，引发输尿管平滑肌痉挛和疼痛。当痉挛无法及时解除时，由于输尿管腔内壁张力增加、疼痛感受器受到牵拉、输尿管壁水肿和炎症介质增加等原因，会进一步加重痉挛和疼痛，这就形成了我们常说的肾绞痛。

肾绞痛会出现在腰部到腹股沟不同之间的部位，取决于引起疼痛的结石的位置。输尿管中上段的肾结石往往会出现患侧腹部和腰背部疼痛；当结石进入输尿管下段时，患者往往会感到腹股沟、阴唇（阴囊）或会阴疼痛。这些不同的症状可以帮助医生大概预测输尿管结石的位置。

肾绞痛的发病机制大概了解了，那我们如何判断自己是否得了肾绞痛呢？肾绞痛往往表现为一种身体上的急性疼痛，如果出现任何部位难以忍受的疼痛，当然是要立即寻求专业医生的帮助啊！

肾绞痛的诊断

首先是症状，肾绞痛多表现为突发的持续性或间歇性的剧烈疼痛，往往还伴有恶心、呕吐、大汗、面色苍白，甚至脉搏细速、血压下降等症状。肾绞痛常始发于腰背部和上腹部，偶尔始于肋骨下缘，并沿输尿管行径放射至同侧腹股沟、大腿内侧、男性阴囊或女性大阴唇等部位。输尿管蠕动、结石移动、间断性梗阻等因素均可加重肾绞痛。疼痛最明显的地方往往是梗阻发生的部位。此外，当肾绞痛患者的腰部被叩击时会震动肾脏，从而导致非常明显的疼痛加重，医生有时会根据该检查对患者做出初步诊断。

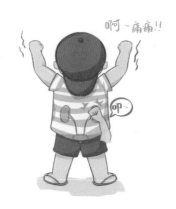

肾区叩击痛

除了观察症状，往往还需要进行尿常规检查和影像学检查。

尿常规中存在红细胞（也就是血尿）可以作为诊断结石梗阻所致肾绞痛的依据。常用的辅助检查还有 B 超、腹部平片检查（KUB）、静脉尿路造影（IVU）、螺旋 CT 检查等。磁共振尿路造影（MRU）不能直接显示结石，而且价格高昂，一般不作为肾绞痛的常规检查。但是 MRU 能显示尿路情况，还可评估肾功能，对于一些特殊的肾绞痛患者可以采取该检查。此外，MRU 还可鉴别妊娠生理性输尿管扩张与病理性输尿管扩张，因其不存在辐射，特别适用于诊断孕妇和儿童的急性肾绞痛。通过选择特定的影像学检查，医生可以更直观地观察到结石，从而给出最准确的诊断。

肾绞痛该如何治疗？

肾绞痛发作时，首先要对症治疗，缓解患者的痛苦。可以选择镇痛、镇静及解痉类药物，这类药物具有松弛输尿管的作用，只要输尿管的痉挛解除，自然就不痛了。同时，还可以配合大量饮水、适当运动等治疗，待绞痛缓解后进行病因治疗，病因治疗包括药物排石、冲击波碎石、经皮肾镜、输尿管镜碎石取石手术等。不过，很大比例的肾结石可以进行保守治疗，只有在出现一些危险信号时，才需要考虑进行外科手术的干预。泌尿系结石的治疗在后面会详细介绍。

针对泌尿系结石这一问题，建议每年至少体检一次。最经济、最简单、最实用、没有伤害的检查就是泌尿系 B 超。如果检查结果显示没有结石，则是最好的；但如果发现了泌尿系结石，则可以早诊断、早治疗，这样不仅可以避免泌尿系结石对身体造成更严重的伤害，还可以选择损伤更小、更经济的治疗方式。

上个厕所像上刑（憋不住了！）

不知道大家有没有过这样的经历：刚上完厕所回来还没几分钟又想去了；一有尿意就难以控制；原本畅快淋漓的过程，却变成了灼痛、刺痛、胀痛，上一趟厕所跟上刑一样……经常尿频、尿急、尿痛，这是绝对不可以忽视的症状！

排尿知识

我们先来了解以下知识：

（1）尿频：正常人白天平均排尿 4 ～ 6 次，夜间排尿不超过 2 次，如果排尿次数超过正常范围，则称为尿频。

（2）尿急：患者一有尿意即需立即排尿，常常由于无法控制而出现尿失禁。感觉来了，挡也挡不住！

（3）尿痛：排尿时由于病变部位受到刺激而产生尿道、耻骨上区及会阴部的不适感，主要为刺痛或灼痛，那感觉难以言喻。

（4）排尿困难：前列腺肥大引起的尿路狭窄，或生殖器外伤导致尿道损伤引起的尿道狭窄；除狭窄外，男性也容易出现尿道结石，结石卡在尿道的弯弯里，造成排尿不畅。

什么原因会导致尿频、尿急和尿痛？

尿频、尿急、尿痛，统称为尿路刺激三联征，三者通常组合出现，最常见的原因就是泌尿系感染，即尿路感染。

尿路感染是由各种病原微生物侵犯尿路黏膜或组织，病原体在尿路中生长繁殖所引起的尿路炎症，主要包括肾盂肾炎、膀胱炎和尿道炎等。尿路感染可发生于任何年龄段，但在尿路畸形、育龄女性、老年人、免疫功能低下等人群中更容易发生。

我们常说病从口入，但其实除口（嘴巴）外，致病菌还可能从尿道进入体内，并在体内大量生长繁殖、兴风作浪。如果患者没有及时发现、诊治，致病菌就会进入膀胱并一路向上，从而陆续引发膀胱炎、输尿管炎，甚至传播到肾脏，引发肾盂肾炎。一旦出现急性肾盂肾炎，可出现高热、寒战、乏力、恶心、呕吐、头痛、全身酸痛和食欲不振等症状。

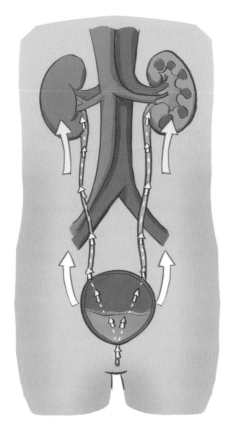

尿路逆行感染

女性尿道短而宽，与阴道毗邻，距离肛门较近，在性生活和排便时，细菌易沿尿道口侵入。另外，女性月经期、绝经期性激素变化、尿道黏膜改变，均有利于致病菌定植。95%的女性在一生中，至少会发生一次尿路感染，25%～40%的女性可发生反复的尿路感染。由于激素的变化和尿道较短，孕妇患病率比普通女性更高，孕激素分泌导致输尿管蠕动减弱，子宫增大压迫输尿管导致尿流不畅，都是孕妇易发生尿路感染的原因。

目前，我国社会已经逐渐老龄化，老年人长期卧床、生理机能下降及合并多种基础疾病也更易导致尿道感染。老年泌尿系感染通常还会伴有发热、下腹不适、腰骶部酸痛、食欲减退等非特异性症状；个别老年人仅表现为乏力、头晕或意识恍惚，临床表现不明显，有时难以诊断而导致误诊或漏诊。此外，老年人泌尿系感染还容易并发菌血症、败血症及感染中毒性休克，30% 以上的老年人可因泌尿系感染而发生败血症，并且老年人泌尿系统感染多数为慢性顽固性感染，复发率及重新感染率较高，需要提高警惕。

尿路感染该怎么办？

当然是去医院找医生啦！尿路感染导致尿频、尿急、尿痛症状比较明显，已经严重影响到患者的生活和工作，除此之外，还可能伴有腰痛、发热等全身不适。需要特别注意的是，若孕妇或糖尿病患者出现上述症状，一定要及时就医，否则稍有不慎就可能会导致更严重的后果。另外，千万不能自作主张乱吃消炎药，抗生素的种类、用药的疗程等，都有严格的用药指南，普通人很难掌握这些专业知识。此外，其他疾病也会有和尿路感染类似的临床症状，如盆底功能失调、肾结石或膀胱过度活动症等。因此一旦出现尿路感染症状，应及时就医并遵从医嘱。

尿路感染的治疗原则是去除易患因素和抗感染治疗。根据尿细菌培养及药敏试验选择合适的抗生素，尽量选用对肾毒性小的抗生素，严重感染者需联合用药。对于无症状菌尿患者一般不需要治疗，对不易根治的尿路感染，如明确有尿路梗阻或畸形，应尽可能应用外科手术纠正。

另外，很多尿路感染的患者都会问，为什么尿路感染治好了总是会复发？其实尿路感染反复发作很常见。一般认为，在尿路感染痊愈后的 2 周之内再次出现同一种细菌的感染即为尿路感染复发。而在尿路感染痊愈后的 2 周之后再次出现的感染，无论致病菌是否与前一次相同，则诊断为重新感染。事实上，临床上发现很多患者病情复发是因为擅自停药。由于药物治疗后，尿路感染的尿频、尿急、尿痛症状很快就缓解了，很多患者以为症状缓解就表示病已经痊愈了，于是擅自停药，但其实这些细菌并没有被完全杀死，只是暂时被抑制了。一旦出现身体抵抗力下降，如受凉感冒、过度劳累等，细菌就会立刻活跃起来，重新攻击尿道，使得尿路感染复发。因此患者一定要谨遵医嘱，不要擅自停药。

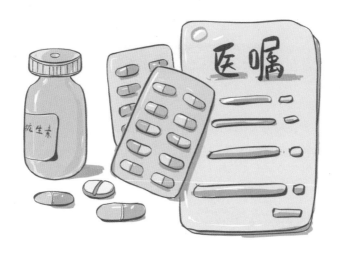

遵从医嘱使用抗生素

保护尿路小妙招

多喝水

当出现尿频、尿急、尿痛时，很多人会为了减少去厕所的次数或避免排尿时的痛苦，选择少喝水，但其实多喝水才能从根本上解决问题。适当多喝水可以使致病菌通过尿液排出体外，从而减轻尿路感染的症状。建议每天饮水量最好在2000mL以上，每2～3小时排尿1次。

清洁外阴

女性小便后，手纸应由前向后擦拭。性生活前，双方都应用清水清洗私处；性生活后，最好立即排尿。

少吃辛辣刺激性食物

尿路感染患者应多吃蔬菜水果，少吃大蒜、辣椒等辛辣刺激性食物，少喝咖啡、浓茶等饮料。

勤换内裤

内裤不宜过紧，面料最好是纯棉材质，每天换洗。

这颜色不太对!

排尿,这是每个人每天都要做的事情。然而很多人上完厕所,冲完转身就走了,往往不会太在意尿液的颜色。你知道吗,如果我们多瞧瞧尿液,就会发现很多身体的小秘密。

正常的尿液是怎么样的?

通常情况下,我们每次排出尿液的量为 200 ~ 400mL,24 小时排出的尿量为 1000 ~ 2000mL,相当于 2 ~ 4 瓶矿泉水的量。

正常的尿液是呈黄色或淡黄色,清澈透明,这种黄色是由于尿液中含有尿胆原等带有颜色的代谢物。尿黄的深浅反映的是尿液浓度的高低,喝水越多,颜色就越淡。当天气炎热及饮水较少时,尿液会减少,浓缩呈深黄色;当饮水量较多时,尿液的颜色又会恢复正常。但是如果机体出现问题,尿液所呈现出来的颜色可就不一样了。当尿液颜色发生变化时,可能是因为喝水太少、服用某些食物或药物以及罹患某种疾病。究竟是什么因素造成尿液异常,不同颜色的尿液又是何种疾病的征兆?观察尿液颜色是了解自身健康状况的一种简单又直观的方法,只要掌握正确的知识,就可以自己观察尿液颜色,了解身体的情况。

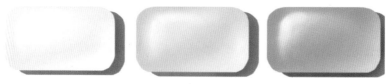

正常颜色:淡黄至深黄

喝了很多水　　正常颜色尿液　　该喝水啦

尿液颜色

尿液颜色改变预示哪些疾病?

红色或洗肉水色

如果尿液为红色,说明尿液中很可能有红细胞,也就是平时所说的血尿。常见的原因有泌尿系结石、肿瘤、感染等,另外,各类原发性、继发性及遗传性肾炎、血液病、肾结核等也都可能引起血尿,受到外伤后出现血尿往往提示泌尿系统的损伤。此外,一些食物,像红心火龙果、甜菜等红色食物,也可以引起尿液变红。还有像利福霉素类等药物也会导致尿液颜色变红。此外,服用酚酞、大黄等药物的碱性尿液也呈红色。女性患者在月经期留尿化验,易将阴道内的经血混入尿液内,造成假性"血尿",故月经期间留尿化验是不可取的。女性性生活以后出现尿痛、尿血的症状,可能是急性膀胱炎造成的血尿,但是也不能忽视妇科疾病引起的"假性血尿"。另外,男性精囊炎、精囊肿瘤引起与性生活相关的血精也要注意与血尿相鉴别。而剧烈运动后出现的运动性血尿,是有明确的运动史的,因此运动也要适量。

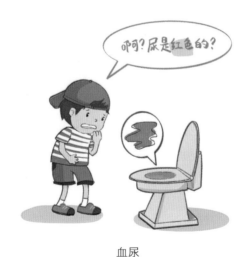

啊?尿是红色的?

血尿

浓茶色或黄褐色

尿液浓茶样改变一般提示尿液极度浓缩,如患者处于脱水状态,或饮水较少、出汗较多时,尿液可呈茶色。此种情况并非病理性改变,只要多饮水,补充水分后,尿量可逐渐增多,尿液逐渐转成清亮的颜色。若饮水量正常,尿液呈浓茶色常提示肝脏出了问题。如果尿液长期呈黄褐色，一定要留意身体还有没有其他症状，如黄疸、疲倦、上腹部不舒服或疼痛，这可能是胆红素尿或尿胆原尿。另外，泌尿系统受到外伤后，恢复期可出现尿液像浓茶一样的颜色，如肾挫伤后，尿液中的红细胞溶解，混入尿液中可呈浓茶样，常见于腰部外伤或锐器外伤后的恢复期。

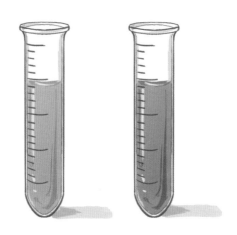

浓茶色或黄褐色尿液

酱油样色

日常生活中出现酱油尿，常与剧烈运动、高温或电击伤导致的横纹肌溶解等有关。临床上多见于血型不合所致的溶血、烧伤、恶性疟疾和阵发性睡眠性血红蛋白尿等。典型者呈酱油样色，还可见于血管内溶血和肌肉大面积挤压伤的病人等。一般病情比较凶险，需要紧急抢救。

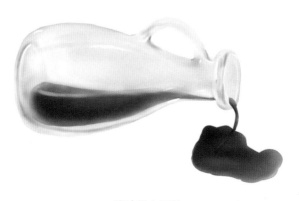

酱油样色尿液

白色

如果尿液为白色，首先要排除是否存在尿路感染。尿路感染主要是尿路细菌繁殖，出现大量脓尿。感染的病原体多数为大肠杆菌。感染发生时，尿液中含有大量脓细胞及脱落的膀胱黏膜、坏死组织等，使尿液呈现云雾状的白色，或出现白色的絮状物；严重时，尿液可以呈米汤样。另外，男性前列腺液是乳白色的，前列腺炎、前列腺溢液也可出现白色尿液。一些泌尿系结石和痛风患者的尿液中可出现颗粒状的小沙粒沉淀也可引起尿液灰白色的改变。此外，一些人饮用大量牛奶引起尿中磷酸盐类增加或体内代谢紊乱，使尿中盐类过多，也会出现白色尿液。其他原因还包括丝虫病感染等，尿色白如牛奶，是肠道吸收的乳糜液逆流至泌尿系统的淋巴管所造成的，称为乳糜尿。

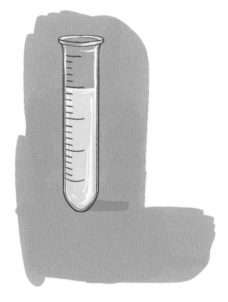

白色尿液

绿色或蓝色

某些罕见的遗传病会使尿液变成绿色或蓝色，其他原因包括食物色素和药物因素。如果近期没有饮食特定食物或服用特定药物的经历，也有可能是一些特殊细菌感染所致，如黄绿色尿液可能是患绿脓杆菌感染，尿内含胆绿素的缘故。蓝色尿液可见于霍乱、斑疹伤寒，以及原发性高钙血症、维生素 D 中毒者。一旦出现蓝色或绿色的尿液，首先要排除食物或药物的因素，若是其他原因则需要及时就医检查。

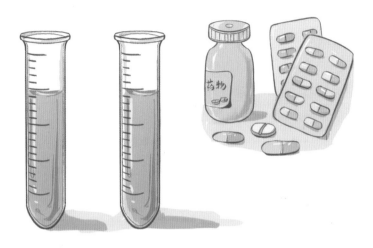

蓝色或绿色尿液

黑色

黑色尿液比较少见，常见于急性血管内溶血的病人，如恶性疟疾（医学上称黑尿热），是恶性疟疾最严重的并发症之一。当病人的血浆中有大量的游离氧、血红蛋白与定氧血红蛋白时，随尿排出便造成尿液呈暗红色或黑色。此外，酚中毒或罹患色素瘤、尿黑酸病和黑色素瘤患者，也可能会出现黑色尿液。

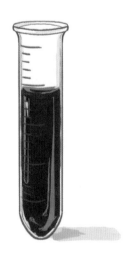

黑色尿液

作为在身体内兜了不止一圈的"特殊游客"，尿液在反映身体健康这件事上很有发言权吧！那么问题来了，在日常生活中，该如何保持尿液正常呢？

正确的做法是，平时要养成多饮水的习惯，大量喝水时会产生较多的尿液冲洗尿道，可以减少更多的废物和细菌在体内残留。此外，有了尿意时要及时排出，不要憋尿哦！最后要强调的是，单单依靠尿液颜色诊断疾病是不够的，尿液仅能做出初步判断，如果发现身体有问题，还是要及时去医院就诊。

尿液里有泡沫

首先问大家一个问题：你在排尿后，会低下头看一眼吗？回答"会"的朋友，恭喜你，你每天都在做免费的小体检！尿液是人体健康的"晴雨表"，经常能成为某些疾病的信号。那么，尿液里有很多泡沫就代表肾不好吗？这到底是不是真的呢？

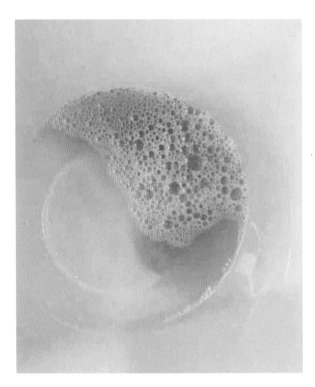

泡沫尿

尿液里为什么会有泡沫？

尿液里的泡沫，主要跟尿液的表面张力有关。正常情况下，尿液表面张力很低，形成气泡的较少；当尿液成分发生变化，含有一些有机物质和无机物质时，尿液表面张力增加，从而出现一些泡沫。

尿液中有泡沫就表明肾脏出现问题吗？

尿液中有泡沫，医学上称为"泡沫尿"，是各种肾脏病患者常见的临床表现之一，但是产生泡沫尿的原因有很多种，并不是说尿液中出现泡沫就一定存在问题或需要治疗。

正常人也可以排出泡沫尿

（1）排尿急促、排尿位置高可能会出现较多泡沫。比如长时间憋尿后排尿较急，以及身高较高的男性站着排尿，受到较大冲击力的影响，导致排尿时出现大量泡沫漂浮着，也就是说有可能排尿过猛啦！就像啤酒倒得太快了，会有很多泡沫一样。但是这类冲击性造成的泡沫很快便会裂开并消退。

（2）喝水少、出汗多，由于尿液中代谢废物量较多，会致使尿液中泡沫形成。一次摄入大量含有蛋白质的食物、喝过量啤酒等，可能会引起暂时性的泡沫尿。一些儿童平时摄入大量饮料、甜食等会造成内分泌紊乱，继而出现脂代谢异常，造成过度肥胖，也可能出现尿液中有泡沫。

（3）如果马桶、便池中恰好有未清洗干净的洁厕剂、消毒剂等，也会使尿液表面出现泡沫，应该注意分辨。

（4）剧烈运动、情绪波动、性兴奋等情况下，尿道球腺分泌的黏液增多，也会出现短暂性的泡沫尿。女性月经生理期，尿液中沾有血液；或是男性的尿液与精液混合，也会发生泡沫尿，体检会发现蛋白尿阳性。

以上情况引起的泡沫尿，泡沫大且容易消散，多饮水排过几次尿后泡沫会明显减少或消失，这并不是什么疾病。但如果泡沫久久不消失，或者伴随有其他不适的症状，就要引起注意！

警惕病理性泡沫尿

由肾脏疾病导致的泡沫尿通常是尿液中含有超过正常范围的蛋白质，因此也称为蛋白尿。特别是合并有眼睑或下肢水肿、腰痛、血尿、乏力、夜尿增多等其他症状时，要特别警惕是否出现肾功能损害。蛋白尿的形成原因与肾小球的屏障功能有着密不可分的关系，当肾小球没有办法正常工作时，有很多营养成分没有经过肾小球的过滤就直接随着尿液排出体外。各种原发性肾脏疾病如原发性肾小球肾炎、肾病综合征和狼疮性肾炎、紫癜性肾炎，以及继发性肾脏损害如糖尿病、高血压、痛风、重金属中毒、遗传性疾病等情况，都有可能形成蛋白尿，从而导致尿液中出现大量泡沫。

糖尿病患者的尿糖和尿酮体含量升高，也会形成泡沫尿。当糖尿病患者出现泡沫尿的时候，可能是尿液中含糖量比较多，导致尿液表面张力升高，继而形成泡沫尿。如果已经出现了糖尿病肾病并发症，那么大量蛋白尿也可导致泡沫尿。

另外，若泌尿系感染，也会产生泡沫尿。原因是尿液中的细菌、脱落的组织、细胞等会改变尿液的成分，且一些细菌会产生大量的气体，最后导致泡沫尿。这种病理性的泡沫尿的特点是泡沫多、细、密，如同啤酒顶层的泡沫，静置数分钟甚至数十分钟泡沫都不会消退。

此外，一些非泌尿系统疾病，如多发性骨髓瘤、急性血管内溶血、白血病等，虽然不会影响肾脏的正常功能，但是血液中出现大量异常蛋白，尿液中有蛋白排出从而形成蛋白尿，也会导致出现大量泡沫尿。严重的肝病或胆道疾病，尿液中胆红素含量增多，尿液的表面张力增大，也会出现泡沫尿。

总而言之，如果偶尔出现一过性泡沫尿，特别是泡泡较大、静置后可以消退，那无须过于担心，多饮水、勤排尿继续观察即可；如果持续出现泡沫尿，特别是同时伴有双下肢或眼睑浮肿、明显的尿量改变、尿色变深变红，或是本身合并糖尿病、高血压的患者，那就很有必要去医院做进一步检查了。可以到肾脏内科或者泌尿外科，跟医生描述清楚自己的症状，医生会进一步开具检查，以便准确地为你做出诊断。检查很方便，留一次晨尿、空腹抽个血即可；费用也不高，各个医院都可以检查。

排个尿为什么这么费劲?

"吃喝拉撒"是人的基本需要,其中的"撒"指的便是排尿。正常人每天平均要排出 1 ~ 2L 的尿液(相当于 3 ~ 6 罐可乐的量)。但是,生活中我们在排尿时总会遇到各种各样的无奈,排尿这个原本畅快淋漓尽情释放的过程,怎么就变得那么费力痛苦了呢?本节就来聊一聊尿路梗阻的那些事。

什么是尿路梗阻?

首先,来复习一下泌尿系统的组成。泌尿系统由左右两侧肾脏、输尿管、膀胱及尿道组成。肾脏和输尿管称为上尿路,膀胱和尿道称为下尿路。我们每天吃的食物以及喝的水,会在血液里变成尿素、尿酸等代谢废物和多余的水分,这些代谢废物和多余的水分会经过肾脏过滤,最终通过肾盂、输尿管、膀胱、尿道排出体外。

尿路梗阻又叫泌尿系统梗阻,是指尿液从肾盂流到尿道外口的过程中,沿途脏器的病变或者尿路堵塞,导致尿液引流及排出受到影响而发生的排尿障碍,主要表现为排尿困难、尿流中断和尿潴留等症状。

好端端的怎么就尿路梗阻了呢?

根据性质,尿路梗阻可分为动力性梗阻和机械性梗阻。

动力性梗阻类似于汽车在运转时,发动机没有动力,无法驱动汽车前进。膀胱逼尿肌收缩无力,导致排尿能力下降就是动力性梗阻的一种。而神经源性膀胱,则是脊柱外伤、先天性的脊柱疾病或糖尿病导致控制排尿的神经出现传导异常,进而引发排尿障碍。

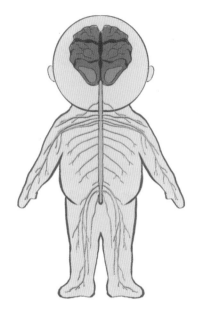

动力性梗阻

机械性梗阻则相当于高速公路的某一段出现阻塞，导致车流量下降，放在泌尿系统中就是排尿的通道出现阻塞，导致尿液排出障碍。有许多疾病可以导致泌尿系统出现机械性梗阻。机械性上尿路梗阻的常见病因有结石、炎症、泌尿系统结核、先天发育异常、周围肿瘤压迫、外伤后瘢痕愈合等。机械性下尿路梗阻是指参与排尿的神经和肌肉功能均正常，但在膀胱颈至尿道外口的某一部位存在梗阻性病变，此时多以排尿困难为主，早期可仅有轻度尿频和排尿延迟，之后逐渐出现尿频加重、排尿费力、尿线变细或成滴沥，以至出现尿潴留，甚至发生充溢性尿失禁（假性尿失禁）。常见病因包括良性前列腺增生、下尿路结石、恶性肿瘤、膀胱颈纤维化、膀胱结核、炎症或损伤后的尿道狭窄等。

不同年龄段常见的尿路梗阻表现有所不同。其中，儿童以泌尿系统先天性发育异常为主，青壮年主要为泌尿系结石及炎症，而老年人则多为前列腺增生、肿瘤或结石。

尿路梗阻会引发一系列的并发症，其中尿路感染是最常见的并发症。梗阻时尿液停滞、组织受损、尿液外渗等皆有利于细菌滋长和感染的发生。此外，由于尿路梗阻需要长期用力排尿，久而久之则可诱发疝气、痔疮、脱肛等并发症。

尿路梗阻应该如何治疗？

尿路梗阻首先需要明确梗阻病因，然后再根据具体情况选择合适的方法解除梗阻，引流尿液或恢复尿路通畅。

需要注意的是，一旦尿路梗阻伴有急性感染甚至中毒性休克时需要先控制感染，抢救休克。此时患者的一般情况较差，暂时不允许针对病因治疗，常需要通过肾穿刺造瘘等方式暂时引流尿液、解除梗阻；当病情危重，肾脏功能严重受损危及生命时，还可能需要进行血液透析治疗。

如何预防尿路梗阻？

尿路梗阻本身不能预防，应该针对引起尿路梗阻的疾病进行预防，例如多饮水可以预防结石形成，戒烟戒酒预防肿瘤发生，洁身自好或正确使用安全套避免尿路感染等。最重要的还是出现症状时及时就医，早诊断早治疗。

到了医院也不慌

小便也能验出大名堂！

当你来到医院就诊时，门诊泌尿外科医生最常说的一句话就是"化验小便"，你就明白这是让你留一些尿液去做化验。不过，你知道是做哪些化验项目吗？你会看化验报告吗？今天我们就来学学尿液分析的门道吧！

什么是尿常规检查？

尿常规检查（常被称为尿检、尿液分析）是医学检验"三大常规"检查之一，是泌尿外科最常用的检查方式之一。尿常规检查是一项检测尿液的外观、化学成分和细胞情况等方面的检查，包括各种测试，对尿路感染、肾脏疾病、糖尿病等均有一定的诊断作用。很多泌尿系统疾病在早期就可以导致尿液的异常，通过尿常规检查可以帮助医生进行初步的诊断。

尿常规

项目名称	结果	单位	参考范围
潜血*	阴性（－）	Cell/μL	阴性（－）
白细胞*	+3　　　　*	Cell/μL	阴性（－）
尿蛋白*	阴性（－）	g/L	阴性（－）
亚硝酸盐*	+		阴性（－）
酸碱度*	6.50	pH	4.6～8
比重*	1.015		1.01～1.03
胆红素*	阴性（－）	μmol/L	阴性（－）
尿胆原*	阴性（－）		
葡萄糖*	阴性（－）	mmol/L	阴性（－）
酮体*	阴性（－）	mmol/L	阴性（－）
维生素C	阴性（－）		
镜下红细胞	未见		未见
镜下白细胞	2+　　　*		未见
镜下脓球	未见		未见
尿鳞状上皮细胞（镜检）	未见	/HP	未见
尿小圆上皮细胞（镜检）	未见	/HP	未见
颗粒管型（镜检）	未见	/LP	未见
透明管型（镜检）	未见	/LP	未见
蜡样管型（镜检）	未见	/LP	未见
细胞管型（镜检）	未见	/LP	未见
草酸钙结晶（镜检）	未见	/HP	未见
三联磷酸盐（镜检）	未见	/HP	未见
无定形磷酸盐（镜检）	未见	/HP	未见
无定形尿酸盐（镜检）	未见	/HP	未见

尿常规检查报告单

一看颜色二看酸碱，蛋白细胞后续跟上

当一份需要化验的尿样送到检验科，检验科的医生第一时间会关注什么呢？和我们采集尿液的时候一样，医生也会首先关注尿液的外观，包括颜色和透明度。正常的尿液是清亮的淡黄色（这和饮水多少有关），澄清透明，没有杂质或沉淀。如果尿液呈现红色、白色或其他不寻常的颜色，那就可能存在一些异常状况，而尿液浑浊则有可能是由尿路感染等原因造成的。

接下来医生需要关注尿液的酸碱度。正常人的尿液通常为中性或弱酸性，这与我们日常的饮食有很大的关系。如食用大量蔬菜、水果，可能会导致尿液呈现暂时性的碱性；食用大量的肉类和其他高蛋白食物则会导致尿液呈现酸性。通过尿常规 pH 值检测，如果排除了饮食因素，就能够反映尿液酸碱平衡程度以及肾脏的调节功能是否出现问题。如果 pH 值长期偏低，可能为痛风、糖尿病或其他肾脏疾病所引起；如果 pH 值持续增高，可能存在泌尿系感染或体内代谢紊乱等原因，需要进一步确定病因并采取针对性的治疗。

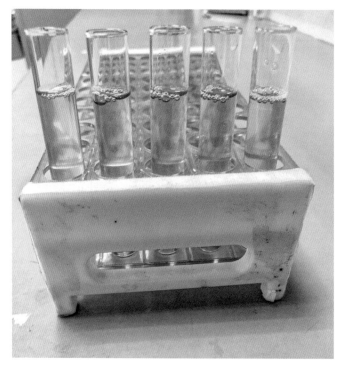

尿液样本

看完了尿液的外观和酸碱度，接下来这些指标将吸引医生的注意：尿隐血、尿蛋白、葡萄糖、尿酮体、亚硝酸盐……这些指标都是什么？接下来让我们一个一个来看。

尿隐血就是检查尿液里面有没有血液（红细胞），有的时候尿液里混有一点血液，但是我们肉眼看不出来，这时候就可以通过尿隐血试验来判断。此外，肌红蛋白尿和血红蛋白尿也会引起尿潜血阳性，所以需要进一步的检查加以判断。

尿蛋白也是一样，正常尿液里不含蛋白质，如果出现了尿蛋白，那就可能是肾脏的运转出现了问题，珍贵的蛋白质成了"漏网之鱼"。有些人在剧烈运动、大量食用高蛋白食物后也可能会出现蛋白尿，可以通过 24 小时尿蛋白定量检查进一步诊断。

葡萄糖在正常情况下不会在尿液中被检测出来，当尿液中存在葡萄糖时首先需要考虑患者是否存在糖尿病。除了糖尿病，肾炎、甲亢、妊娠等其他情况也可能导致尿糖升高，需要结合血糖等其他检测进一步判断。

尿酮体在尿液里更少见，因此这个项目的检查对糖尿病患者可能更有意义。如果尿酮体阳性，就说明体内正在进行不正常的代谢，严重的可能会危及生命。

亚硝酸盐是尿路感染的典型代表指标，通常要结合白细胞和细菌学检查，如果尿液中亚硝酸盐阳性，可能多半存在泌尿系统的细菌感染，需要多多当心！

镜检还有大发现

查看尿液化验单，会发现还包括一部分的镜检内容。这是通过显微镜来观察尿液中的细胞和其他成分的，得出的结果更加精细。如果镜检发现存在较多红细胞，就说明尿液里面含有血液；镜检发现存在较多白细胞，结合上面提到的亚硝酸盐，那就很可能存在尿路感染。

那管型又是什么东西呢？当我们的"污水处理厂"——肾脏出了问题的时候，各种各样奇怪的杂质就会混入尿液里面，在通过弯弯曲曲的"水管"——肾小管时杂质就堵在一起，然后变成水管的形状被排出。检查尿液中的管型，就可以知道"污水处理厂"把什么杂质混入了尿液，进而判断肾脏出现了什么问题。

结晶也是类似的原理，当"污水处理厂"的污水中某一化学成分浓度很高很高时，就会变成结晶析出，通过检查尿液中的结晶就能知道机体的代谢情况以及是有什么物质超标。

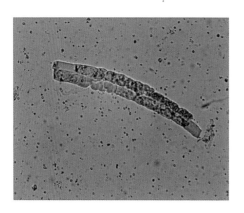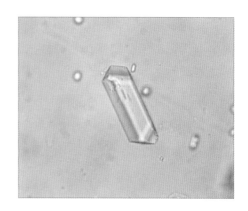

尿结晶

看到这里，你是不是对尿液检查有了一定的了解呢？以后我们自己也能够看懂化验报告啦。不过还是提醒大家，化验结果有异常一定要记得及时就医哦！

抽血能验出啥？

很多人会有这样一个疑问：我来医院看小便问题，为什么还要做抽血化验？抽血检查能看出哪些问题？其实血液化验也有许多的讲究，泌尿系统的问题很多时候都会反映在验血结果里，今天我们就来一起了解其中的奥秘吧！

"红"看贫血，"白"看感染

血常规检查也是"三大常规"检查之一，到医院看病经常要做该项检查，说明血常规检查是能反映人体血液基本状况的一项化验项目。同样的，泌尿系统问题也可能会在血常规检查上反映出来。

血常规

项目名称	结果		单位	参考范围
白细胞计数*	4.70		10^{-9}/L	3.5–9.5
红细胞计数*	3.98		10^{-12}/L	3.8–5.1
血红蛋白*	80.00	↓	g/L	115–150
血小板计数*	400.00	↑	10^{-9}/L	125–350
中性粒细胞百分比	0.755	↑		0.4–0.75
淋巴细胞百分比	0.196	↓		0.2–0.5
单核细胞百分比	0.040			0.03–0.1
嗜酸性粒细胞百分比	0.009			0.004–0.08
嗜碱性粒细胞百分比	0.000			0–0.01
中性粒细胞绝对值	3.55		10^{-9}/L	1.8–6.3
淋巴细胞绝对值	0.92	↓	10^{-9}/L	1.1–3.2
单核细胞绝对值	0.19		10^{-9}/L	0.1–0.6
嗜酸性粒细胞绝对值	0.04		10^{-9}/L	0.02–0.52
嗜碱性粒细胞绝对值	0.00		10^{-9}/L	0–0.06
平均红细胞体积*	63.80	↓	fl	82–100
平均RBC血红蛋白含量*	20.10	↓	pg	27–34
平均RBC血红蛋白浓度*	315.00	↓	g/L	316–354
RBC体积分布宽度CV	0.20	↑		0.11–0.14
红细胞比容*	0.254	↓		0.35–0.45
血小板体积分布宽度	0.08	↓		0.15–0.18
血小板比容	0.34	↑		0.11–0.28
平均血小板体积	8.50	↓	fl	9.00–12.00

血常规报告单

看血常规检查报告，医生首先要看血红蛋白值，这项指标可以帮助判断有没有贫血。肾脏长期存在问题或泌尿系统出血严重的患者，是会出现贫血（即血红蛋白低于正常值）的。因此血红蛋白结合其他化验指标，可以帮助判断一些泌尿系统疾病的病因及严重程度，是评估病情的一项不可忽视的指标。

医生还要关注白细胞值。大家都知道，血常规检查单反映的白细胞计数的升高在大多数情况下代表体内存在感染，所以泌尿系统的许多感染也会引起血液中的白细胞升高，通过判断白细胞计数可以帮助医生初步评估患者感染的情况和严重程度，进而对机体的大致状况有一个基本的了解。

"污水处理厂"的运转情况就看这个了

肾脏可以过滤人体的血液，将血液中多余的水和代谢废物通过尿液排出体外，因此医生可以通过某些血液化验来判断肾脏的功能。就像污水处理厂的抽样检查一样，通过检查经过肾脏过滤后的血液，来判断"污水处理厂"的处理能力是否在正常范围内。一旦过滤后的血液不达标，就说明肾脏的净化功能出现了问题，可能存在相应的疾病。

那么哪些抽血检查的指标反映了肾脏功能呢？常见的指标包括血清尿素、血肌酐、血 β2- 微球蛋白、血尿酸等。让我们一项项来了解吧。

（1）血清尿素是摄入体内的蛋白质经过分解代谢而来的产物，它主要由肾脏排泄出来。如果肾脏功能出现了问题，那么尿素排泄就会受到障碍，血液中的尿素就会堆积起来，验血时就会发现血清尿素升高。血清尿素一般不能作为早期肾功能损伤的指标，但对于慢性肾衰竭尤其是尿毒症患者，血清尿素越高通常病情越严重。

（2）血肌酐是肉类食物和人体自身肌肉组织的代谢产物，是一种小分子物质，可通过肾脏的过滤。正常人每日体内产生的肌酐，几乎全部随尿液排出，一旦肾脏功能出现问题，肌酐没法正常排出了，也会堆积在血液中，这样就可以通过验血初步判断肾脏的功能。临床上检测血肌酐是常用于了解肾脏功能的主要方法之一。肾脏的代偿功能十分强大，如果肾脏功能正常，那么只要一个肾脏发挥功能，血肌酐就能维持在正常水平。也就是说，肾脏损伤程度超过肾功能的一半以上时，才会引起血肌酐的升高。因此，血肌酐也并不能反映早期、轻度的肾脏功能下降。

（3）血β2-微球蛋白（MG）。血β2-MG是反映肾小球滤过功能的灵敏指标，各种影响到肾脏过滤功能的疾病，均可导致血β2-MG升高。但同时，血β2-MG也与淋巴细胞增殖性疾病及自身免疫性疾病相关，因此这项指标高了不一定是肾脏的问题，还需要进一步的检查加以鉴别。

（4）血尿酸大家可能就很熟悉了，这是导致痛风的元凶。尿酸是人体内嘌呤分解代谢的最终产物，也是通过肾脏排泄的，如果抽血检查出血尿酸高于正常值，一方面可能是饮食摄入的嘌呤类食物过高，另一方面还有可能是肾脏的排泄功能出现了问题。在肾脏功能严重损伤时血尿酸可显著升高，但是肾脏功能轻度损伤时则可能变化不大。

通过上面的介绍，大家对抽血检查中的肾功能指标有一定了解了吧？想要知道是否患泌尿系统疾病，血常规检查很有必要，千万不能忽视哦。

变着花样尿尿

在泌尿外科，尿常规检查、血常规检查只是最基础的辅助检查，然而，当医生考虑一些特殊的疾病时，你还需要经历更加复杂的检测手段——比如"变着花样尿尿"。没听说过吧？那就一起来看看究竟是怎么回事吧。

"速度与激情"

"变着花样尿尿"的专业术语为尿流动力学检查，简单来说就是根据流体力学的原理，结合传感器和计算机技术，检查患者的尿液储存和尿液排出的生理过程和功能的检查方法。这项检查可以帮助医生判断患者排尿顺不顺畅、尿得有没有力、"蓄水池"膀胱的功能如何等。这项技术可以通过计算机的计算和分析，把患者的储尿和排尿功能通过图像和数据的方式呈现出来，让医生更好地了解患者尿路输送尿液的功能情况，帮助诊断排尿功能障碍性疾病。

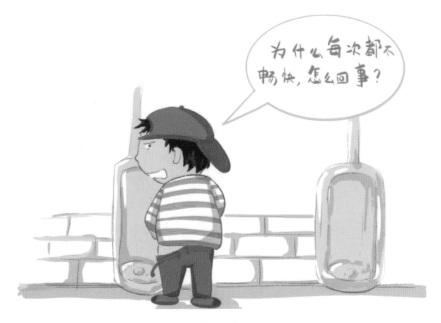

排尿不畅

尿流动力学检查包括下列项目。

（1）尿流率图：可检测得知排尿量、尿流时间、尿流速度、最大尿流率等指标，并做残余尿量的判定。医生可以通过这项检查了解膀胱、尿道的排尿功能，男性正常最大尿流速应该大于 15mL/s，女性为 20mL/s。膀胱肌肉功能不正常或尿道不正常时，比如尿道狭窄、膀胱逼尿肌收缩乏力、前列腺肥大等疾病，会造成各种排尿异常，通过这项检查可以帮助医生进行排尿功能障碍相关疾病的诊断。

（2）尿道压力图：可测得最大尿道压力、最大尿道闭合压力、尿道功能性长度及前列腺尿道长度，并可协助诊断压力性尿失禁等疾病。

（3）注入及排空膀胱的容积压力图：可测量膀胱的容量和膀胱的顺应性，并了解膀胱在储尿期及排尿期的功能是否正常，是否存在神经源性膀胱等疾病。

（4）肌电图：测定尿道外括约肌的功能，并得知逼尿肌与括约肌在排尿时有无发挥协调作用，可帮助医师鉴别神经性、肌肉性相关的疾病。

尿流动力学检查

泌尿外科通常会配备专门检查尿流动力学的专业仪器和计算机分析系统。在进行尿流动力学检查之前，患者需要先排空膀胱。当患者准备就绪后，首先将两条检查用的测压导管放入膀胱和直肠，然后通过仪器设定，自动地往膀胱内缓慢灌注生理盐水，使得膀胱逐渐充盈起来。同时，注意询问患者在多长时间内开始出现尿意，让患者尝试持续憋尿。在此过程中，医生会不定时叮嘱患者做咳嗽动作，以判断测压导管的工作状态是否正常。当膀胱满胀、尿意急迫时，让患者自行行排尿动作，此时专业的仪器会自动测量膀胱的压力和容积变化，并配合肌电图活动性，检查是否存在膀胱逼尿肌与括约肌不协调，因为这会引起排尿困难或尿急并伴有排尿不畅。此后，将测压导管置于尿道压力机上，测量休息状态时或咳嗽用力时的尿道压力，以评估患者漏尿的情况。在患者自行排尿结束后，还可测量膀胱残余尿液。最后，使用专业的计算机系统分析，将尿流动力学的结果通过图像和数据的方式直观地呈现出来。

如果以后到医院做检查，医生让你"变着花样尿尿"，千万不要觉得奇怪，这是在做尿流动力学检查以帮助诊断疾病，要积极配合医生做好检查。

拍片子也分好几种

当你来到泌尿外科看病时，医生给你递过来一张检查单，说了句"拍片子去吧"，然后就被后面的病人给围了起来。你拿着检查单，可能会对着上面的 X 光、CT、核磁共振犯了愁：这都是什么检查？我该拍哪个？都有什么作用呢？接下来，我们就来一一介绍泌尿外科常用的影像学检查。

X 光——"寻石神器"

说到 X 光摄片，大家应该都不陌生吧，我们常拍的胸片就是 X 光摄片（简称 X 光）。X 光之所以能使人体组织在荧屏上或胶片上形成影像，一方面是基于 X 光的穿透性、荧光效应和感光效应，另一方面是基于人体组织之间有密度和厚度的差别。当 X 光透过人体不同组织结构时，其被吸收的程度不同，到达荧屏或胶片上的 X 线剂量就有差异。这样，在荧屏或 X 线片上就形成明暗或黑白对比不同的影像。X 光摄片能使检查部位结构清晰地显示于 X 线片上，并可作为客观记录长期保存，以便在需要时随时加以研究或在复查时作比较，尤其对于尿路结石和骨科相关的疾病应用甚广。

在泌尿外科中，X 光又有怎样的应用呢？刚刚说到，根据组织的透光度不同，X 光可以在胶片上显现出不同的影像，而泌尿系结石很大一部分是不透过 X 光的，这样的话在 X 光片上就能很清晰地看到一片白白的结石影像。根据结石的显示部位不同，可以看到圆的、长的甚至鹿角形的结石，医生可以在治疗前评估结石的位置和大小，以便采取最合适的治疗方式。

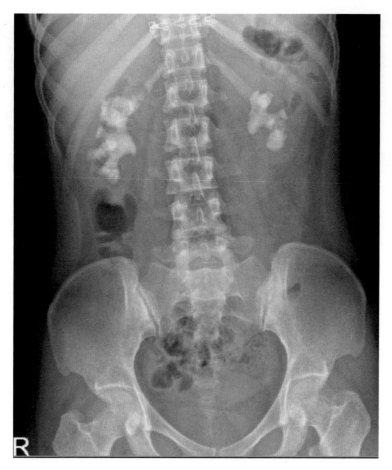

X 光平片中的鹿角形结石

CT——"探案"好帮手

CT 是计算机断层扫描术的缩写，也是利用 X 光线能穿透人体组织的原理对组织器官进行扫描。不同的是，CT 可以和计算机完美结合，能够把人体分成一层一层进行扫描，根据人体组织密度的不同得到一张张横断面图像。CT 能在一个横断解剖平面上，准确地探测各种不同组织器官间密度的微小差别，对于寻找细微病变组织有十分重要的作用。

那么增强 CT 扫描又是怎么回事呢？增强 CT 扫描是指用注射器经静脉注入一种造影剂后再行扫描的方法。血液中造影剂浓度增高后，正常器官与病变组织中造影剂的浓度可产生差别，形成密度差，从而使病变显影更为清晰。

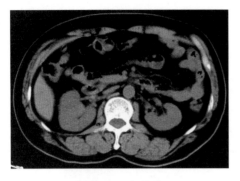

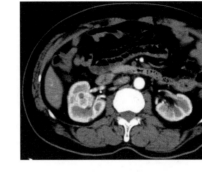

CT 平扫检查 CT 增强检查

腹部及盆腔疾病的 CT 检查应用日益广泛，主要用于肝、胆、胰、脾、腹膜腔及腹膜后间隙以及泌尿和生殖系统的疾病诊断。尤其是对泌尿系结石、占位性病变、炎症性和外伤性病变等，CT 检查有非常高的诊断价值。

也许有人会问，CT 检查是不是辐射很大？做 CT 检查是不是对身体不好？CT 的辐射剂量确实比 X 线摄片要大，因此不建议孕妇做 CT 检查。不过对于其他普通人来说，一次 CT 检查的辐射并不会导致实质性的伤害，相比起这点辐射，还是检查清楚健康问题更重要。

核磁共振——软组织专家

核磁共振（MRI）的成像原理和 X 光及 CT 的成像原理不同，它是利用磁共振现象从人体中获得电磁信号，并重建出人体信息。但是 MRI 技术和 CT 也有相似之处，它们都可以断层扫描人体。对比其他成像技术（如 CT、超声等），MRI 成像方式更加多样，成像原理更加复杂，所得到信息也更加丰富。

核磁共振已应用于全身各系统的成像诊断，其对于软组织的成像尤为清晰，显像效果最佳的是颅脑、脊髓、心脏大血管、关节骨骼及盆腔等。MRI 成像有高于 CT 数倍的软组织分辨能力，它能敏感地检出组织成分中水含量的变化，故经常比 CT 更有效和更早地发现病变。腹部 MRI 对肝、肾、胰、脾、肾上腺等实质性脏器疾病的诊断可提供十分有价值的信息，有助于确诊，对小的病变也较易显示，因而能发现早期病变。磁共振尿路造影（MRU）可显示扩张的输尿管和肾盂、肾盏，对肾功能差的病人尤为适用。此外，相对 CT 来说，MRI 对人体不存在电离辐射，妊娠期妇女必要时也可以做该项检查。

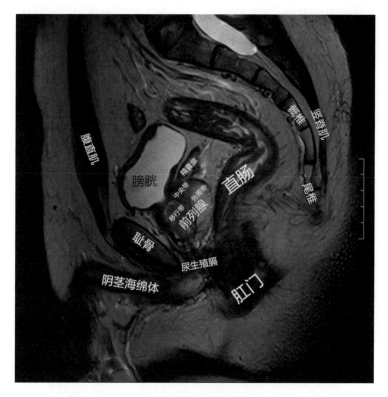

腹直肌　膀胱　精囊腺　中央带　移行带　外腺带　前列腺　耻骨　尿生殖膈　阴茎海绵体　骶椎　竖脊肌　直肠　尾椎　肛门

核磁共振检查

静脉尿路造影——走一遍"污水处理"流程

静脉尿路造影（IVU），又称排泄性尿路造影，是通过注射器由静脉注入含碘造影剂后再进行 X 光摄片检查。由于造影剂主要通过肾脏排泄，当其经过肾小球过滤、肾小管浓缩后，自肾集合管排出，含有造影剂的尿自肾盏排到肾盂、输尿管及膀胱时均可显影。注射含碘造影剂后，在不同时间间隔拍摄腹部及盆部的 X 光片，以诊断包括肾脏、输尿管、膀胱、前列腺在内的泌尿系统疾病，如结石、肿瘤、结核以及各种先天性畸形等。也就是说，血管中注入的造影剂走了一遍"污水处理"的流程，将肾脏过滤血液的过程拍摄出来，中间如果有什么环节出了问题，造影剂可以在 X 线片上显影，让医生找到出现问题的环节。

IVU 检查主要应用于泌尿系统疾病的诊断，IVU 能了解肾脏、输尿管、膀胱的位置及形态，尿路是否有功能性或器质性异常，还可以判断肾脏的排泄功能，对鉴别肾盂肾炎、肾结核、肾肿瘤有一定的意义。IVU 在诊断肾盂肿瘤、输尿管肿瘤及膀胱肿瘤方面有特别重要的意义，是以上几种肿瘤诊断的基础性检查之一。

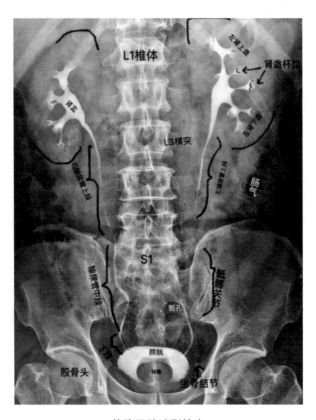

静脉尿路造影检查

认识病魔

发炎，发炎，到处发炎

通常情况下，炎症是机体一个重要免疫反应，它是身体在受伤后自我愈合、修复受损组织、抵御病原体的一种方式。但是炎症并非对身体都是有益的，当炎症不受控制时也会损伤自身正常的细胞、组织，一旦失控，炎症就会扰乱机体功能，一"炎"不合就生病了。本节将带大家了解泌尿系统中几种常见的炎症。

肾盂肾炎

肾盂在哪？肾盂肾炎是由什么导致的？会很痛吗？女性为什么更容易患肾盂肾炎呢？

肾盂是肾脏的组成部分之一，是连接肾脏和输尿管之间的一段通路。肾盂由大变小，逐渐变细移行变成输尿管。"盂"是盛液体的敞口器具，当肾脏产生的尿液尚未离开肾脏、未进入输尿管前，肾盂就作为容纳尿液的"小池子"暂时存放尿液。而肾盂肾炎就是累及肾盂的细菌感染性疾病。根据临床病程和症状，可分为急性肾盂肾炎和慢性肾盂肾炎。

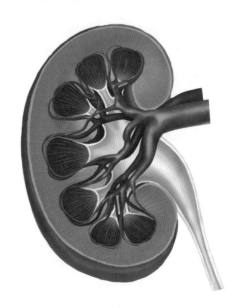

肾盂

肾盂为什么会发炎?

刚才提到,肾盂肾炎就是细菌感染了肾盂导致其发炎。但是细菌怎么会感染到这个地方呢? 追踪细菌的感染途径,可以发现有两条道路:上行性感染与血行性感染。所谓上行性感染是指致病细菌从尿道口侵入,经过尿道、膀胱、输尿管向上迁徙,最后在肾盂内繁殖对机体进行攻击,机体发动免疫反应,触动白细胞、淋巴细胞、吞噬细胞等"卫兵"及产生一系列反应,杀死并清除细菌引起炎症。而血行性感染是指细菌从其他原发病灶如肺、胸腔、腹腔、颅内等部位搭乘血液迁徙到肾盂扎根并繁殖的过程。至于是何种病原体导致的肾盂肾炎,每个人的情况可能不同。上行性感染途径最常见的是革兰氏阴性杆菌,如大肠埃希菌、肺炎克雷伯杆菌等;而血行性感染的细菌通常较复杂,根据原发病灶病原体的不同,常见病原体为金黄色葡萄球菌、沙门菌属、铜绿假单胞菌和念珠菌等。

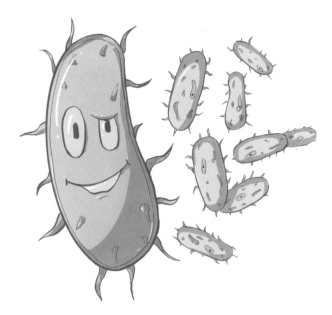

革兰氏阴性杆菌

哪些因素容易导致肾盂肾炎?

据统计,在 1 ~ 50 岁的人群中,女性肾盂肾炎的发病率明显高于男性,尤其以育龄期女性最为多见,老年女性也较为常见,成年男性极少发病,但若自身存在泌尿系结构异常、功能异常等因素,成年男性的患病率也会增加。导致肾盂肾炎的发病因素涉及方方面面，下面就来逐一介绍。

（1）生理因素：女性的生理结构特点决定了女性更容易遭受该疾病。这是因为女性尿道比男性尿道短，尿道外口经常被邻近的阴道和肛门所污染，特别是女性绝经后缺乏雌激素导致细菌更容易在阴道内繁殖，因此女性在绝经后患该病的风险更大。当细菌等病原体从尿道外口侵入膀胱导致膀胱炎，膀胱炎向上蔓延从而导致肾盂肾炎。

（2）机体免疫力下降：糖尿病、艾滋病病毒感染、器官移植、长期卧床、严重的慢性病、长期应用糖皮质激素或免疫抑制药物等都会导致机体的免疫力下降，对抗细菌的能力减弱，自然使得细菌的侵略能力增强，更容易入侵人体。

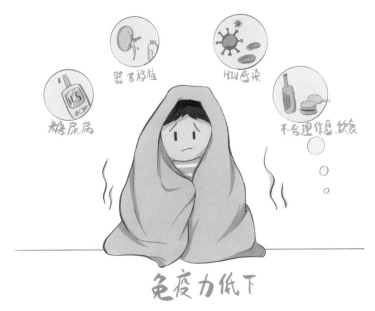

导致免疫力低下的因素

（3）尿路梗阻和膀胱输尿管反流：正常人尿液的"冲刷"有利于清除尿道中的细菌。当患有肾结石、输尿管结石、前列腺增生、神经源性膀胱等疾病及出现妊娠子宫压迫输尿管等情况时，可引起尿液从上到下输送、排空变慢，细菌易生长繁殖，从而继发肾盂肾炎。这就像流水一样，水流得慢了或者水不流了积蓄在一处，水就会发黑发臭。其中，输尿管结石梗阻最为常见。

（4）泌尿系统结构异常：如肾脏发育不良、多囊肾、肾盂或输尿管畸形等，都是尿路感染、肾盂肾炎的易感因素。

（5）尿路有创性操作：导尿过程或留置导尿管、膀胱镜和输尿管镜检查、逆行性尿路造影和尿道手术等有创性操作导致病菌进入尿路，操作过程中对尿路损伤，都会增加泌尿系感染的风险。

肾盂肾炎有什么表现？

急性肾盂肾炎一开始可以有膀胱刺激症状，比如尿频、尿急、尿痛等，继而出现腰痛、血尿、高热、寒战，体温可达到 39～40℃，可伴有如头痛、全身疼痛、恶心、呕吐等全身症状，严重者甚至出现血压下降、心率增快、呼吸困难、昏迷等表现，还可出现生命危险。

慢性肾盂肾炎表现较为复杂，平时表现为腰部隐痛、夜尿增多，可伴有低热、乏力、厌食等。慢性肾盂肾炎急性发作时表现同急性肾盂肾炎。随着疾病进展，可发展为慢性肾功能不全。

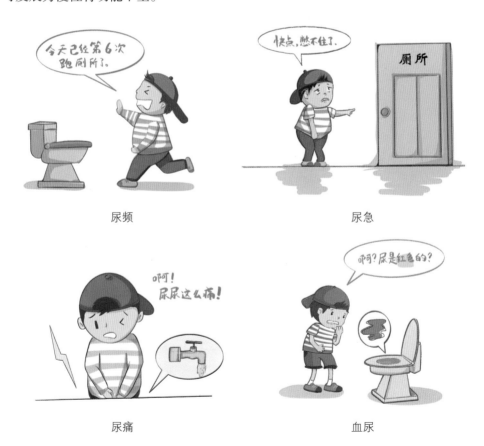

尿频　　　　　　　　　　　　　　　　尿急

尿痛　　　　　　　　　　　　　　　　血尿

肾盂肾炎如何治疗？

肾盂肾炎最主要的治疗方案一般为药物治疗和手术相结合的联合方法。使用针对入侵细菌有效的抗生素抗感染治疗，同时对引起输肾盂、输尿管梗阻的原因采取相应治疗。比如当肾结石、输尿管结石引起梗阻时，并不适合进行碎石取石这些复杂的手术，可用最简单的办法初步解除梗阻，比如先进行经尿道输尿管支架管置入术、经皮肾穿刺造瘘术等快速简单的手术，将充满细菌和毒素的尿液甚至脓液从肾盂引流出来，等到机体的炎症得到控制，免疫力得到修复了，再进行手术，把堵住肾盂、输尿管的结石清除，以免再次引起肾盂肾炎。急性肾盂肾炎通常来势凶猛，需要及时处理，通常及时治疗可以达到良好的治疗效果。如果治疗不及时或不当，严重时可能导致生命危险。

如果在急性感染期间治疗不当或者不彻底，就会将病程延长，拖入"持久战"，也就是慢性阶段。慢性肾盂肾炎最常继发于长期的尿路梗阻和膀胱输尿管反流，如输尿管结石等。如能及时解决尿路梗阻和膀胱输尿管反流的问题，则预后较好；反之，则会出现反复感染，疾病迁延不愈，导致双肾萎缩，肾功能逐渐退化，最终不得不进行血液透析或者肾脏移植。慢性肾盂肾炎治疗的关键，是积极寻找并去除易感因素，尽可能纠正或去除患者存在的泌尿系统解剖异常、结石、梗阻和反流等问题，根据尿液中细菌的情况使用合适的抗生素治疗。

膀胱炎

由于工作和学习，现代人久坐、缺乏运动的现象已经成为常态，膀胱炎在人群中的发病率正在逐渐升高，占尿路感染类疾病的 50%～70%。其中，新婚期和妊娠期的妇女是高发人群。

膀胱炎是怎么回事？为什么膀胱炎女性比男性多？

膀胱是一个位于盆腔内的器官，负责暂时储存从输尿管输送下来的尿液。膀胱炎是指由于细菌感染以及其他非细菌因素，如药物、结石、异物等引起的膀胱炎性病变。患膀胱炎有什么症状？除了不停地上厕所，排尿时有刺痛感，还会出现下腹部阵痛，本应透明的尿液变得浑浊。膀胱炎一旦恶化，会出现血尿、全身发冷或 39℃ 以上的高热。

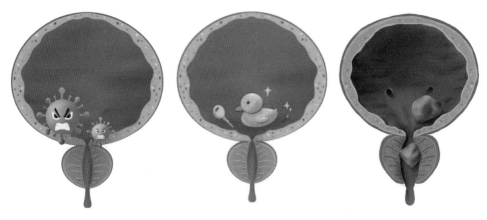

膀胱细菌感染　　　　　　　膀胱异物　　　　　　　　膀胱结石

女性发生膀胱炎的概率同样高于男性，原因在前文已有叙述，也是由于女性尿道的结构差异和更年期雌激素水平下降等，女性更易遭受膀胱炎的困扰。

男性通常很少发生单纯的膀胱炎，往往和其他疾病并存出现，比如前列腺炎等。另外，老年男性可能会因为前列腺增生引起排尿不畅，每次排尿都不能把膀胱内的尿液排空，膀胱长期储存残余尿液，也更容易合并成膀胱炎。

什么情况下容易得膀胱炎？

我们在上文提到过，女性更容易发生尿路感染。除此之外，长期留置导尿管、进行膀胱镜检查的患者也更容易发生膀胱炎，因为在操作过程中，可能会把细菌引入尿道和膀胱内，因此要注意做好无菌措施。

尿液的"冲刷"有利于清除尿道中的细菌，而尿路不畅的患者，由于尿液潴留更容易滋生细菌，比如中老年前列腺增生患者、妊娠期妇女和其他原因导致排尿障碍的患者。

得了膀胱炎，怎么办？

如果被诊断为急性膀胱炎，医生会通过实验室检查，比如尿常规、尿培养、抗生素药敏试验等，进一步明确感染的病原体，然后选取最敏感的抗生素药物来进行治疗，常见的抗生素包括青霉素类、头孢类、喹诺酮类等。患者要谨遵医嘱使用抗生素，不能自行停药或换药，比如吃一天药症状改善后擅自停药，复发了再吃两天药，或者今天吃头孢类抗生素，明天吃喹诺酮类抗生素，这些做法都是不可取的。除使用抗生素之外，有时医生还要针对病因治疗，如前列腺增生的病人排尿困难，膀胱内的尿排不干净，则需要行手术把增大的前列腺切除一部分，使得尿液排出通畅，以降低膀胱炎的发病率。

除药物治疗外，患者还需要注意休息，多饮水勤排尿，清淡饮食，忌食咖啡、酒及刺激性食物。如果症状难以忍受，建议大家及时到泌尿外科就诊。

上述为急性膀胱炎的治疗。如果急性膀胱炎没有及时进行治疗，就会演变为慢性膀胱炎。慢性膀胱炎的治疗策略和急性膀胱炎类似，但治疗周期更长，建议明确感染的细菌为何种细菌，再使用针对该细菌的抗生素治疗。

作为易感人群的女性，应如何预防膀胱炎？

女性日常多喝水、勤排尿，平时需注意勤换内裤，注意保持会阴部清洁，减少致病菌侵入机体的机会。性交过程会增加细菌从外阴部上行到尿道的机会，性交后排尿具有清洁尿道的作用。口服磺胺类药物或者呋喃妥因等抗生素具有一定程度预防膀胱炎的功能，但这通常不作为常用的预防方法，因为长期服用抗生素会导致细菌耐药，以致治疗时无药可用。

前列腺炎

前列腺是男性生殖系统的附属腺体，位于膀胱下方，外形如栗子，男性尿道在前列腺底部近前缘处穿入前列腺，由前列腺尖穿出。此外，还有一对射精管穿入前列腺，开口于前列腺部后壁的精阜上。前列腺同时具有内外分泌功能，作为外分泌腺，前列腺每天分泌一定量的前列腺液，是构成精液的主要成分，对精子正常的功能运行具有重要作用，对男性生殖非常重要。前列腺还具有一定的控制排尿功能，使排尿顺利进行。

什么是前列腺炎？

前列腺炎是泌尿外科的常见疾病，是男性的难言之隐。根据调查，大约50%的男性在一生中曾经饱受前列腺炎的困扰，因前列腺炎到泌尿外科就诊的患者占总患者的25%。前列腺炎是由于前列腺受到细菌等病原体感染或某些非感染性因素刺激而发生的炎症，会导致患者出现前列腺区域的疼痛或不适、排尿异常、尿道分泌物异常、性功能障碍等一系列症状，是一种常见且让人十分烦恼的疾病。

好好的，前列腺为什么会发炎？

前列腺炎由病原体感染或其他原因所致。前列腺炎的病因很复杂，目前医学界还没有定论。但诱因很明确，如长期久坐、骑车、吸烟、饮酒、嗜辛辣食物、过度手淫、不恰当的性运动等。受凉、过度劳累等使机体抵抗力下降等因素，也会导致前列腺炎。

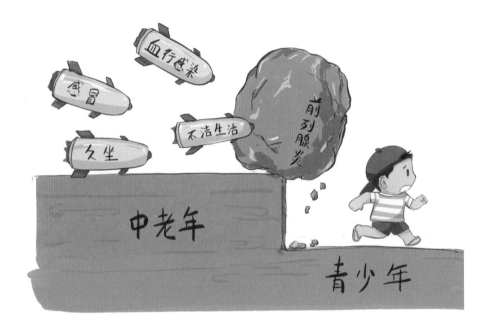

前列腺炎的诱因

前列腺发炎最主要的症状是什么？

前列腺炎通常分为急性细菌性前列腺炎、慢性细菌性前列腺炎、慢性无菌性前列腺炎、无症状性前列腺炎四种类型。急性细菌性前列腺炎通常表现为来势凶猛的尿急、尿痛、排尿困难以及发热、寒战、疲乏无力等全身症状，伴有会阴部和耻骨上方疼痛。直肠指诊可触及到前列腺明显的肿大和压痛。

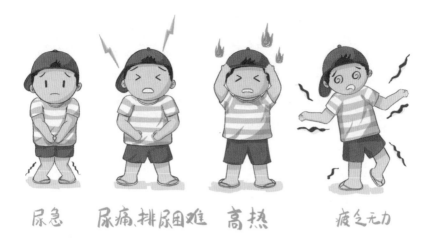

尿急　　尿痛、排尿困难　高热　　疲乏无力

急性细菌性前列腺炎的常见症状

慢性细菌性前列腺炎和慢性无菌性前列腺炎临床症状相似，症状轻重不一，轻者可无症状。但大多数患者可能症见会阴部或直肠有疼痛或不适感。疼痛可放射至腰骶部或耻骨、睾丸、腹股沟等处，可有排尿不适、排尿灼热感、尿道口常有乳白色分泌物等症状。病程通常超过 3 个月。

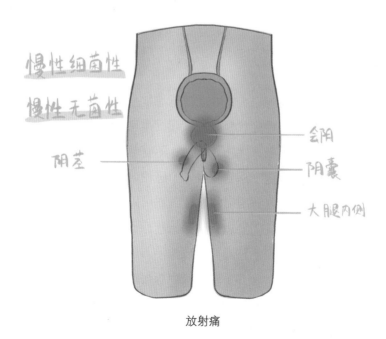

放射痛

检查也是排查

对于任何一种疾病，都应尽量保证"眼见为实"。超声检查是简单、无痛苦的前列腺检查手段，可以检查前列腺的大小和形状，还能发现前列腺内是否有结石、钙化或肿瘤等"异物"。前列腺的位置相对较深，从体表既看不到又摸不着。不过，由于前列腺紧贴着直肠前壁，距离肛门又非常近，因此，医生戴着橡胶手套，在润滑后用食指轻柔地插入肛门，就可以很容易地摸到前列腺腺体。触诊前列腺可以估计前列腺的大小、形状、质地、中央沟、有无结节和有无压痛等；还可以通过挤压，使前列腺的分泌液从尿道口滴出，取前列腺液做显微镜下观察、生化检查和细菌培养等。

就像所有的感染性疾病一样，急性前列腺炎患者是严禁行前列腺按摩的，这是为了避免在检查过程中用力挤压而将细菌挤压入血，从而加重疾病。此时，通过泌尿外科必不可少的尿常规检查可以方便得知是否存在细菌感染。

慢性前列腺炎其实并没有一个统一的诊断标准，它的诊断需要依靠医生的综合检查和经验判断，而在检查的过程中也需要排查其他相关泌尿系统疾病。

综上，一般慢性前列腺炎检查的"三件套"是：直肠指检、尿常规检查和前列腺 B 超检查。

治疗在于"自治"

大家切记，除了急性前列腺炎需要立即行"抗生素 + 对症、支持治疗"，其他类型的前列腺炎可能是一种症状轻微的疾病，也可能是一种能够自行缓解的疾病。虽然也可能导致尿路感染、性功能障碍、不育等一系列复杂问题，但是这种情况是很少见的，所以对待这个疾病要有一个轻松的态度，不要有太多的心理压力，一个好的态度不仅能让疾病的症状减轻，亦可以让身体恢复得更加迅速。

细菌导致的慢性前列腺炎需要进行抗菌治疗，而对于病因不明的无细菌感染的慢性前列腺炎，目前为止尚无特效药可以根治。医生和患者的目标应该集中在改善症状、提高生活质量上。比如定期行前列腺按摩促进前列腺液排出，使用抗炎止痛药物缓解患者疼痛的症状，使用抗焦虑类的药物缓解患者心理压力，也可以在医生的指导下服用一些中药或中成药。

而除了药物治疗，最重要的还是改变自己的生活习惯，比如保证充足睡眠、合理饮食、心情放松、避免久坐、增加锻炼、性生活规律和谐等。也可以尝试坐浴，以促进会阴部的血液循环，这些改变不仅有助于症状的缓解，也有助于患者保持健康。患者要放宽心态，关节会发炎，皮肤会发炎，前列腺自然也会发炎！另外，不要盲目相信电线杆上的治疗小广告，应在专业医生的指导下采用个体化的综合治疗方法。

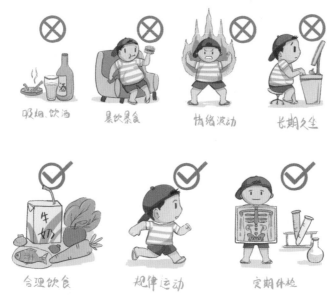

不良生活习惯（⊗）与良好生活习惯（✓）

我在养珍珠呢!

长在河蚌里的小石头是珍珠,长在人体里的小石头却是……结石。

说起结石,你可能会想到胆结石、肾结石、泌尿结石等,在众多结石分类中,泌尿系结石占据了一席之地。泌尿系结石既是一种古老的疾病也是一个现代医疗上的重要问题,考古学证明 7000 年以前已有泌尿系结石存在。泌尿系结石在人群中不仅多发而且种类多,发作时疼痛明显,折磨身体。泌尿系结石是多种原因促成的,除了外界因素比如自然环境、社会环境,还有个体因素,人们最早认为结石的发生是因为尿过度浓缩,尿中的结石成分沉淀出来而形成(如水煮盐)。

肾、输尿管结石

提起肾、输尿管结石,大家既恐惧又熟悉,因为发作时是真的疼!一个小小的结石,怎么会带来那么大的痛苦呢?接下来就来一起了解久闻大名的肾、输尿管结石。

常见的肾、输尿管结石

肾、输尿管结石是一种常见的结石疾病。我们平时所说的尿路结石,包括肾结石、输尿管结石、膀胱结石还有尿道结石。肾结石是在肾盂、肾盏内形成的结石,结石的种类多,肾结石可大可小,小者可像砂砾样,大者可长满整个肾盂、肾盏,形似鹿角,称为鹿角形结石,而输尿管结石往往是较小的肾结石落入输尿管导致的。为什么肾、输尿管结石会引起疼痛呢?将泌尿系统看作是身体的管道系统,肾脏产生的尿液会进入输尿管。输尿管是一根小管,可将尿液从肾脏输送到膀胱,膀胱充满,然后排空。而要通过一块石头,则意味着这块石头从肾脏向下移动到膀胱,并穿过输尿管的长度。由于肾脏本身非常敏感,石头通过时人会非常痛苦。当一块结石堵塞尿液通过尿道时,阻塞的尿液会对肾脏施加压力,导致疼痛。肾脏本身不具有痛觉纤维的神经,但在肾脏周围的组织却有传递疼痛的神经纤维。阻塞的尿液会使肾脏膨胀,这种肿胀会激活那些神经纤维,导致大脑将这种疼痛理解为强烈的肾结石疼痛。当肾结石移动到输尿管时,也会感到疼痛,这是因为当输尿管试图将结石向前推时，输尿管会痉挛（输尿管也有传递疼痛的神经）。以上就是为什么肾、输尿管结石会导致疼痛的原因。

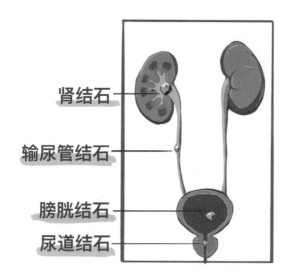

肾结石—

输尿管结石—

膀胱结石—

尿道结石—

常见的泌尿系结石

研究显示，大约 10% 的人一生中至少发生过一次泌尿系结石。也就是说，10 个人之中就有 1 个患者。而在我国，泌尿系结石的总体发病率比欧美国家稍低一点，为 1%～5%，多发年龄在 30～50 岁，男性比女性更容易患病，男性患病风险是女性的 2～3 倍。

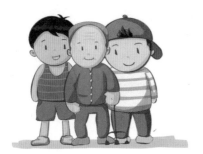
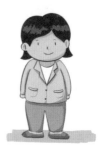

男：女=3：1

泌尿系结石的男女比例

输尿管是把尿液从肾盂输送到膀胱的管道，尿液中的沉淀不容易在输尿管内堆积形成结石。大多数输尿管结石来源于上方肾结石的滑落，是由肾结石排出过程中停留在输尿管所致。机体代谢异常、长期卧床、营养缺乏、尿路梗阻、感染和药物的使用等，都有可能形成结石。

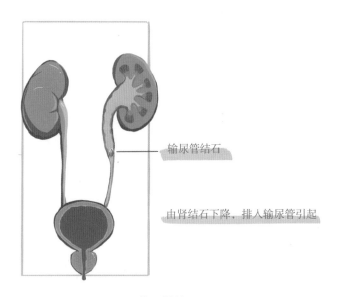

输尿管结石

由肾结石下降，排入输尿管引起

输尿管结石

出现哪些症状时，该警惕是输尿管结石呢？

患者一旦出现突然发作的腰部刀割样疼痛，就要警惕自己是否得了输尿管结石了。有一些结石非常狡猾，它不会导致疼痛发作，或者疼痛仅发作一次或者平时只有微微隐痛，这种结石常常让人掉以轻心而未及时就医，到了肾被堵成重度积水、肾功能损坏，出现全身症状的时候为期已晚。除疼痛外，结石也可以诱发细菌感染，导致肾积脓、高热甚至肾功能减退。

血尿是输尿管结石的另一个主要症状，一般会在疼痛之后出现，有一些人还伴有血块排出。血尿可以分为肉眼血尿和镜下血尿。肉眼血尿凭肉眼就能看出；而镜下血尿则是尿液中的含血量较少，肉眼无法看出尿液的颜色变化，需要在显微镜下才能看到，但这时候已经出现了血尿。因此，如果肉眼就可以看到尿液呈红色，说明情况已经很严重了，需要赶快去医院就诊。

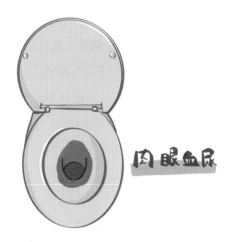

肉眼血尿

　　肾结石并发感染或感染性结石病人还可出现脓尿，同时伴有尿频、尿急、尿痛及发热等症状。急性绞痛发作后，尿液中可能有小结石或尿砂排出，称之为排石症状。也有少数病人因肾结石慢性梗阻，导致肾积水，可在腹部摸到包块。绞痛急性发作期，也可发生高血压。

　　当然，有一部分人表现为无症状。如不少患者在体检时偶然发现肾结石，却没有明显症状。

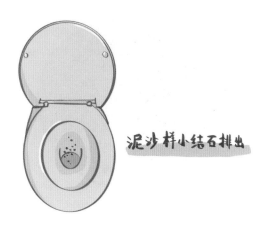

泥沙样的小结石排出

结石治疗，手段多样

　　对于直径在 4mm 左右的输尿管结石，绝大多数可在一个月内自行排出。这样大小的结石可以保守治疗，大量饮水，多跑多跳多运动，也可以辅助一些促进排石的药物，如盐酸坦索罗辛、中成药制剂，这些结石通常可以排出体外。但是，有些人的输尿管存在畸形、狭窄，如有这种情况，就算是小结石也不一定能排出，因此保守治疗后一定要复查，不能因为不痛就不再理了。随着结石直径的增大，结石自发排出的可能性会越来越小，通常不建议结石直径大于 6mm 的患者行保守治疗。

对于已明确成分的尿酸盐结石，可采用碱化尿液联合盐酸坦索罗辛的方案来增加结石排出的可能性。一旦输尿管结石出现合并感染、止痛药物控制不佳的顽固性疼痛或梗阻持续存在甚至引起肾功能恶化等情况，就要到医院积极治疗啦。具体根据所在医院的条件，可以采用体外冲击波碎石或者经尿道输尿管镜碎石手术治疗。治疗后，一定要进行复查。

膀胱结石

膀胱结石是一种十分古老的疾病。人们曾经在公元前 7000 年的埃及年轻男性尸体中发现了膀胱结石。而这种古老的疾病一般与贫困有关，是一种名副其实的"穷病"。原发性膀胱结石多见于营养不良的男孩，因此膀胱结石在发达国家十分罕见，而在不发达国家却是高发。

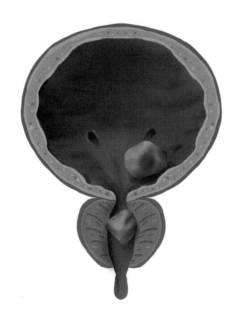

膀胱结石

好端端的，为什么会得膀胱结石？

膀胱结石分为原发性、继发性和迁移性三种。

原发性膀胱结石是指在膀胱内"出生"并"发育"的结石，多由于长期营养不良引起，发病率低，大多见于 3 岁左右的儿童。

继发性膀胱结石通常是在合并泌尿系异常的情况下发生，与膀胱出口梗阻、神经源性膀胱、膀胱内异物、慢性感染等因素有关。在成年人中，膀胱出口梗阻是膀胱结石形成的最常见诱因，占膀胱结石的 45%～79%。

迁移性膀胱结石是指原发于肾脏或输尿管的结石，随尿液排至膀胱，然后"定居"下来。

如何知道自己是否得了膀胱结石？

如果出现了排尿疼痛、血尿、排尿中断等症状，就需要高度怀疑是否为膀胱结石。应去医院做泌尿系 B 超或者泌尿系 CT 检查，查看膀胱里有没有结石，并了解结石的大小、形状。泌尿系 B 超不仅能够确定膀胱结石的位置，还能帮助发现膀胱和前列腺有无其他疾病。

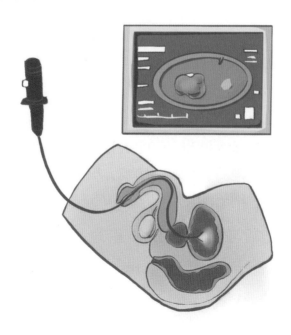

膀胱镜

取净结石是治疗的基本

发现了这些顽皮的结石，就要把它们清除掉。一般膀胱结石的治疗原则是取净结石，纠正结石成因。如果结石比较小，多喝水也许就能使它们随尿液排出体外；但是如果结石个头较大，可能会梗阻在尿道的任何位置，这时就得采取强硬手段，比如膀胱腔内碎石取石术，或者手术切开膀胱取石。膀胱结石合并感染且严重时，还应使用抗生素治疗。

切记，治疗好后，一定要多喝水，勤排尿，不要憋尿！

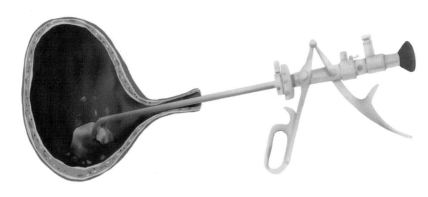

膀胱内碎石术

肾结石绞痛时应该喝水吗？

你可能听说过泌尿系结石就要多喝水的建议，以争取用水将结石冲下来。不过，这个方法在肾结石绞痛时是正确的吗？答案当然是否定的。肾绞痛的突然发作多见于输尿管结石发生急性梗阻时，且往往会伴有肾积水的形成。此时若大量饮水，尿液无法排出，反而会加重肾积水症状，甚至损害肾功能。但是在日常生活中，疼痛没有发作的时候，多喝水促进排石是正确的做法。

日常饮食与生活习惯需要如何注意？

泌尿系结石患者平时应注意不要经常憋尿，并增加饮水量达到 2000 ～ 3000ml（超过 4 瓶 500ml 矿泉水的量）。建议采取混合、均衡的饮食方案，鼓励增加水果和蔬菜的摄入。对于有草酸钙结石的患者，应限制或避免过量摄入富含草酸盐和维生素 C 的食物，多吃奶制品。由于奶制品中富含钙质，过去曾建议所有肾结石患者少吃这类食品。但最近的研究显示，食用奶制品实际上可以降低患肾结石的风险，因为大多数肾结石（大约90%）的成分为钙和草酸盐，而牛奶中的钙质可以帮助机体清除其他容易形成结石的物质。没有肾结石病史但服用了钙补充剂的老年人应多喝水，从而可降低或消除任何与钙补充剂使用相关的肾结石形成的风险。

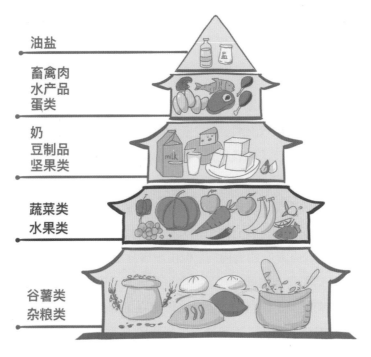

油盐

畜禽肉
水产品
蛋类

奶
豆制品
坚果类

蔬菜类
水果类

谷薯类
杂粮类

均衡膳食

老天让我"与众不同"

小儿由于胚胎期的发育异常或某些遗传因素，可以使泌尿系统各器官发生畸形。本节来了解一下泌尿外科中三个常见的先天性疾病——隐睾、尿道下裂和多囊肾。

隐睾

有些家长在给孩子洗澡的时候，可能会发现孩子两侧的阴囊大小不一样，一边比较饱满，另一边比较空蔫，再一摸，发现里边还没有"蛋蛋"！

如果你真的发现孩子阴囊里面只有一颗"蛋蛋"或者双侧阴囊都未触及"蛋蛋"，这很可能是隐睾症（简称"隐睾"）。

隐睾通俗来说就是阴囊内看不到睾丸，包括睾丸下降不全、睾丸异位和睾丸缺如。正常男性在阴囊里面有两个睾丸，一般而言睾丸在出生前就从腹膜后下降到阴囊，出生后睾丸是在阴囊内的。但由于内分泌、周围环境、局部结构等因素，睾丸没有下降到阴囊，这就导致了隐睾。具体来说隐睾是指睾丸未能通过腹股沟管并沿着腹膜鞘状突下降至阴囊，而是停留在下降的途中，到达会阴部、股部、耻骨上，甚至对侧阴囊内。上述情况中某些睾丸是有活力的，而有些则可能已经萎缩或失活。"睾丸缺如"（又称胚胎睾丸退化综合征）则是指一侧或两侧的睾丸发生退化或缺如。

何为隐睾？

就像大象有两只耳朵，正常男孩应该有两个"蛋蛋"（学名为睾丸）。如果出现睾丸发育不良，有些孩子会出现只有一个"蛋蛋"，甚至一个都没有的现象，医学上称之为"隐睾"或"睾丸下降不全"。有时候它会很俏皮，会和我们玩捉迷藏，有时候摸得到，有时候摸不到，医学上称之为"滑动性隐睾"，也称作"可回缩的睾丸"。这是由于睾丸提睾肌的活动度较大，睾丸可回缩至阴囊以上位置，但夜间休息及检查中用手可将睾丸移至阴囊中。

在胎儿发育过程中，睾丸是逐渐下降到阴囊内的。它的"出生地"在腹腔，但由于腹腔内温度高，不适合睾丸的发育，所以当它长大到 6 个月的时候，就要独自去"旅行"了，寻找它最终的归属地——阴囊，那才是适合它生长发育的地方。如果睾丸在旅途中受到各种因素的阻挡，会停留在下降途中，包括腹部、腹股沟管等部位，则称之为"睾丸下降不全"；如果睾丸在"回家"的路程中"迷路"了，没有经过正常的"道路"回家，而是跑到了会阴、耻骨联合、腹腔，甚至跑到了对侧阴囊，这就称作"睾丸异位"；如果一侧或者两侧睾丸都没有发育，我们称作"睾丸缺如"。不管是睾丸下降不全、睾丸异位或是睾丸缺如，都是一种小儿常见的疾病——隐睾。

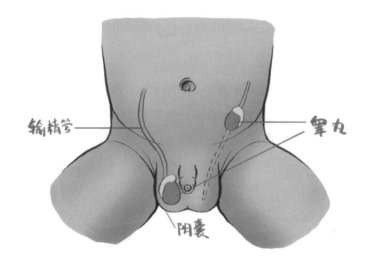

隐睾症

隐睾症常见吗？

新生儿隐睾的发病率为 4%，也就是平均每诞生 25 个男孩子，就会有 1 个男孩子是隐睾患者。而这一发病率在早产儿中更高，达到 30%，特别是体重不足 1.8kg 的早产儿，隐睾的发病率更是高达 60%～70%。隐睾以单侧多见，右侧稍多于左侧，双侧的发生率占 10%～25%。

隐睾有什么危害？

如果睾丸不能在适合其生长的阴囊内，那么在体内其他地方过高的温度会影响到睾丸正常的发育，甚至造成睾丸萎缩，引发睾丸癌。在所有睾丸肿瘤中约

10%可能来自隐睾疾病。研究认为，隐睾症男性睾丸肿瘤的相对危险度是非隐睾症男性的2～8倍。同时隐睾还伴随生育功能缺陷。

此外，没有阴囊这个"避风港"的保护，睾丸会容易受到外力的伤害，还容易出现睾丸扭转。

单个睾丸够用了吗?

孤"蛋"英雄会影响生育吗?很多隐睾症患者会有个疑问，一个睾丸够用吗?答案是一个也够用。如果一个患者是单侧的隐睾，在对侧的睾丸大小、体积正常的情况下，一般是不会影响生育的。不过研究发现，单侧隐睾的睾丸癌、睾丸损伤、不孕不育的发生率是正常人的5倍以上，因此单侧隐睾还是建议进行处理。

如何判定是否发生隐睾症呢?

正常情况下，小朋友对于隐睾没有特殊不适，这时候就需要家长主动去发现它，那我们怎么去发现它呢?首先我们需要在小朋友处于安静放松的状态下，去触摸小朋友的双侧阴囊，如果发现阴囊空虚，未触及睾丸，就要考虑存在隐睾的可能，建议带小朋友到医院进一步就诊。但是家长不要以为隐睾很容易被发现哦，在临床上经常会碰到两类容易与隐睾混淆的疾病，那就是合并疝气和鞘膜积液，这时候阴囊也会表现饱满，但家长未能确定是否触及睾丸，为了避免漏诊，需要家长带着小朋友到医院找医生进行专业查体及检查。

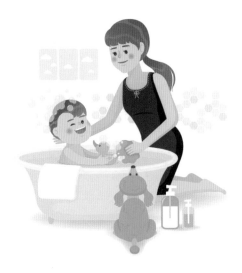

洗澡观察

隐睾症怎么治疗？最佳治疗时间是什么时候？

如果孩子 6 个月之前在阴囊内摸不到睾丸，此时先不用着急，可静观其变，也可以采用激素治疗（但激素疗法副作用较大，需谨慎）。但是 6 个月之后睾丸下降到阴囊的可能性就会变小，若是 1 岁后睾丸仍没有到达阴囊，就需要及时去医院就诊了。

手术是帮助睾丸回到阴囊的绝招。有两种手术方法，一种是常规的经腹股沟管的开放性手术，一般用于低位隐睾；另一种是腹腔镜微创手术，一般用于高位隐睾。具体根据隐睾的情况来选择。治疗时机会影响到成年后精子生成、激素分泌以及肿瘤的发生。因此建议从 6 月龄开始检查，治疗最好在 12 月龄开始，至少在 24 月龄前完成。

对于滑动性隐睾（也称可回缩性睾丸）的治疗，需定期观察到青春期，它多随患儿的生长能自行降入阴囊内，通常睾丸离阴囊越远，自行到达阴囊的可能性就越小，观察过程中如果发现下降可能性很小，建议早期干预。

如果是大男孩发现隐睾还需要处理吗？

很多家长对于隐睾缺乏认识，或由于其他种种原因，导致学龄期以后或者成年后才发现患有隐睾症。这时候也需要及时处理，因为睾丸长期停留在腹股沟区或者腹腔，会增加睾丸癌变风险，同时也会增加不孕的概率。因此，大朋友也需要关注自己是不是有两个"蛋蛋"。

最后，还需要提醒大家，隐睾的宝宝一般不会出现疼痛等不适症状，因此这种疾病很容易被忽略，需要爸爸妈妈们注意啦！

尿道下裂

尿道没有在阴茎头开口，其他地方有个洞也有尿液流出来是怎么回事？为什么孩子站着尿尿总会湿裤子，蹲着尿尿就不会？孩子的"小香蕉"好像有点下弯，抬不起来？这些都可能是尿道下裂引起的表现。

什么是尿道下裂？

对于尿道下裂，很多人都感到很陌生，但其实这是小男孩较为常见且严重的外生殖器先天性畸形，发病率排在围产儿出生缺陷疾病中的前五名。

我们都知道，正常小男孩的尿道开口应该是在"小香蕉"的头部，尿道下裂则是尿道开口出现在正常尿道口近端至会阴部之间，多数病例伴有外生殖器下弯、包皮缺乏等体征。简单地说，患这个病的孩子，就是尿道口长错地方了。就好比是一根水管，正常情况下水应该从管道的末端流出，但由于水管的某一段是裂开的，水只能从裂开的地方流出了。

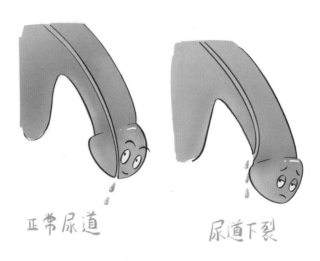

正常尿道和尿道下裂

根据尿道外口的部位，可将尿道下裂分为阴茎头型、阴茎体型、阴茎阴囊型及会阴型。

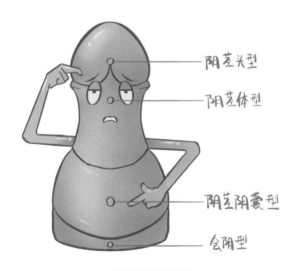

尿道下裂的类型

尿道下裂是由什么原因导致的?

尿道外口是整个泌尿系排污系统的最后一个"关卡"。通过尿道外口,尿液最终被排出体外。而尿道下裂是一个先天性疾病,具体的病因尚不明确,各种在胎儿发育形成尿道的过程中的影响因素均可导致尿道下裂。

(1)基因遗传因素:尿道下裂具有明显的家族史,有遗传的倾向。比如,爸爸患有尿道下裂,孩子的患病率会增高;亲兄弟有尿道下裂的人,比普通人的患病风险高10倍。

(2)环境因素:近年来尿道下裂发病率有增高的趋势,尤其是重度尿道下裂增多,这可能与广泛应用农药、增塑剂、催熟剂等使环境雌激素样物质增多有关。

(3)雄激素缺乏:尿道下裂也可能与激素有关,即主要与雄激素的减少、过早撤退或受体不足有关,总的来说就是雄激素发挥的作用过少。

(4)胎盘因素:母亲怀孕时年龄较小或较大、新生儿出生时体重过轻、双胎妊娠等导致胎盘功能下降时,发病率较大。

(5)生长因子因素:胎儿时期生长因子异常或不足也与尿道下裂有关。

小男孩有这些症状时,赶紧带去医院检查

(1)尿道外口不正常:如果尿道外口不在"小香蕉"的"头顶",而是在其他位置,那就可能有问题了。异位尿道口可能出现在正常尿道口近端至会阴部的任何部位,家长一定要仔细检查。

(2)阴茎不同程度弯曲:由于阴茎向腹侧弯曲,患儿是不能站立排尿的。如果小男孩常蹲着尿尿,或是站立尿尿时经常尿湿裤子,那就要引起家长的高度警惕了。

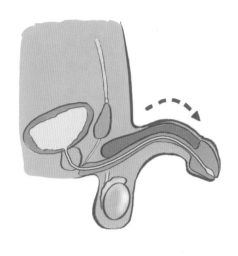

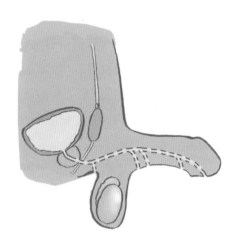

阴茎下弯

尿道开口异常

（3）头巾状的包皮：尿道下裂的孩子，包皮就堆积在"小香蕉"的背面，好像"小香蕉"戴了头巾一样。

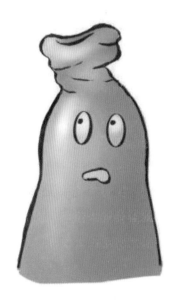

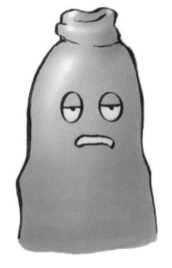

头巾状包皮

尿道下裂有什么危害?

尿道下裂一般不会危及生命,但由于生殖器外观异常,孩子尿不出好看的抛物线,甚至无法站立排尿。重度的尿道下裂,难以鉴别性别,会给孩子带来心理影响。更严重的是,等孩子长大后还可能出现痛性勃起、性生活困难、排精异常导致不育等,给孩子的一生造成巨大伤害。

尿道下裂能否治好?

目前,尿道下裂只能通过手术治疗,手术可以矫正阴茎弯曲,使尿道恢复或接近阴茎头的正常位置,以便孩子能站立排尿,成年后有正常的性生活和生育能力。而尿道下裂手术成功率与手术方式、手术医生经验、术后的护理、患儿和家长的配合密切相关,此外还与尿道下裂程度有关,尿道下裂程度较低者,手术成功率较高。一般在经验丰富的医院,尿道下裂手术成功率约为80%,重度尿道下裂成功率略低。因此,绝大多数的尿道下裂都可以通过手术治好。

尿道下裂的手术一般在学龄前完成,甚至在18个月之前完成,以减少对患儿的心理影响。手术最佳时机为6个月至1岁龄,最好5岁前完成手术过程,因此家长一定要把握最佳手术时机,这样不仅对患儿的生殖功能影响小,也能避免患儿产生自卑感。

平时,家长给男孩洗澡时应该仔细检查生殖器是否过小、下弯,睾丸是否在正常位置,观察小孩是否蹲着小便,站立小便时是否经常弄湿裤子。如果发现异常,一定要及早就医,及时矫正哦。

女性会发生尿道下裂吗?

之前说的都是男性的尿道下裂,那女性存在吗?答案是肯定的。但是女性尿道下裂的患者多数没有自身能感觉到的异常表现,对正常生活也没有太大影响。女性的异常尿道开口一般在阴道壁上。但如果出现在膀胱上,那就会导致尿失禁,则需要进行手术。

尿道下裂会影响生育功能吗?

尿道下裂与生育功能并没有直接的关系,但是一些重度尿道下裂可能会合并性器官的发育异常而间接影响到生育功能。单纯的轻度尿道下裂一般不会影响到性生活和生育功能；但如果是重度的尿道下裂同时伴有阴茎发育异常、隐睾等情况，若未经手术治疗或者治疗效果不佳，是有可能会影响性生活和生育功能的。因此一旦怀疑孩子患有尿道下裂，一定要尽快到医院检查！

肾囊肿

很多人在做常规体检的时候，会发现 B 超结果提示自己的肾脏有囊肿。囊肿是肿瘤吗？是良性病变还是恶性病变？会发展成肾衰竭吗？如果没什么症状，怎么知道自己可能患肾囊肿呢？

肾囊肿——肾脏内长的小水泡

肾囊肿属于肾脏的囊性病变。囊性病变看上去就像长了水泡一样，里面有清亮的液体，就像手被烫伤后出现的水泡。除了肾囊肿，身体其他器官也会得囊肿，如肝囊肿、乳腺囊肿、甲状腺囊肿，都是一个道理，是相似的疾病。

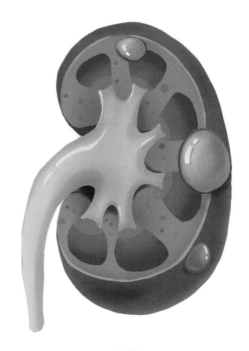

肾囊肿

单纯性肾囊肿最常见，有一个或多个水泡，这种肾囊肿一般问题不大，患者很少有不舒服的感觉，多在体检时发现。虽然叫囊肿，但是其实它跟肿瘤没关系，大多是良性病变，极少数会有发生恶性病变的可能。就好比脸上长了一颗小痘痘，虽然不好看，但是对人的健康其实没有什么影响。

多囊肾则是一种遗传疾病，大多数是常染色体显性遗传。囊肿个数一般不止一个，表现为双侧肾都有多个囊肿，又称为成人型多囊肾。多囊肾有时就像葡萄串一样，严重时整个肾脏都可遍布肾囊肿，不仅会压迫血管还会破坏肾脏组织，甚至影响肾功能。

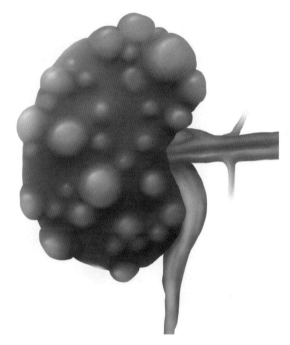

多囊肾

哪些人更容易患病呢？

对于单纯性肾囊肿而言，患病的风险与年龄有关，年龄越大，发病的可能性越大。单纯性肾囊肿好发于成年人，男性多于女性。有 4% 的未成年人可发现肾囊肿，而年龄超过 70 岁的老年人的发病率在 30% 以上。另外，囊肿数量也可随年龄的增长而增加。

而成人型多囊肾这样的遗传病，最大的影响因素当然是遗传因素了。如果父母患有该疾病，那么子女患病种的风险必然大大增加。

肾囊肿的发病原因是什么?

单纯肾囊肿不是先天或遗传性肾病,而是后天形成的。一般认为,单纯肾囊肿来源于肾小管憩室,随着年龄的增长,肾小管憩室越来越多,到 90 岁时,每条集合管憩室可达 3 个,因此可以解释单纯肾囊肿发病率随年龄增长的趋势。肾囊肿的发病原因复杂,与多种因素有关。可能是多种原因导致的肾小管的堵塞,局部尿液潴留,继而形成肾囊肿。

出现哪些异常时要怀疑自己可能有肾囊肿?

轻微的单纯性肾囊肿一般没有症状,只有当囊肿增大(一般直径超过 4cm 时)压迫周围组织并影响肾功能时可能会出现腰腹部疼痛或不适、尿蛋白、肾性高血压和血尿等症状。

是我的肾出现了问题吗?

腰腹痛

而先天性的成人型多囊肾的异常表现更加严重一些。患者大部分会在 30 ~ 50 岁出现异常症状,主要有腰痛、血尿、结石等,尤其要当心的是,多囊肾很可能发展成肾功能衰竭、尿毒症。

肾囊肿的检查方式有哪些？

肾囊肿的检查首选 B 超检查。如果看了 B 超检查的结果后，医生怀疑囊肿有恶变的可能性，还需要进行更准确的 CT 检查，以排除囊性肾癌的可能性。如果需要鉴别肾积水、髓质海绵肾，则进行静脉尿路造影检查。

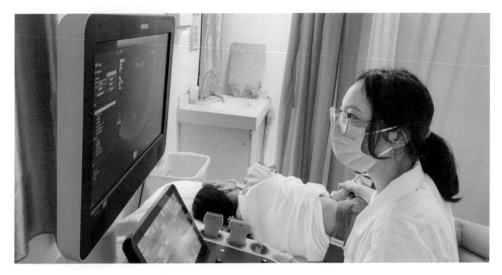

B 超检查

肾囊肿是否可以自愈？

肾囊肿无法自愈，需要经过正规的治疗才可以缓解症状。目前，尚无有效的治疗药物，治疗的重点在于减轻症状，改善预后，提高生活质量。必要时需要行手术治疗，如肾囊肿穿刺硬化、肾囊肿去顶减压术。肾囊肿是一种进展性疾病，越早发现，治疗效果越好。

如何应对肾囊肿？

如果确诊的是单纯肾囊肿，且肾囊肿小于 4cm，肾脏没有受压迫、没有感染、没有高血压，可以不用处理，随访就可以了。即每 6 个月复查一次 B 超，监测囊肿的变化。不需要吃药，也不需要做手术。

但如果囊肿直径大于 4cm，有压迫、梗阻等影像改变，或囊肿有出血或存在恶变可能时，就需要做手术治疗了。在腹腔镜下把囊肿表面的囊壁切掉，然后将里面的囊液吸干净。这样，囊肿所产生的压力消失，肾功能也得到了保护。

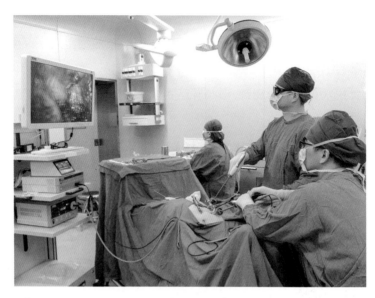

腹腔镜肾囊肿去顶减压术

目前成人型多囊肾还不能彻底治愈，主要治疗是减少并发症、控制血压。如果发展成尿毒症，就要做血液透析或肾移植。

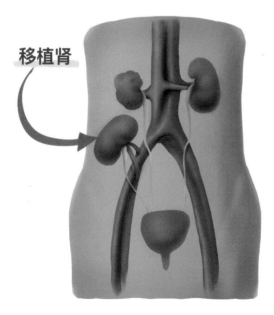

移植肾

肾移植

日常生活和饮食也要改变？

对于绝大部分肾功能和血压正常的患者来说，正常饮食就可以了，没有特别的禁忌。如果肾囊肿已经导致肾功能的慢性损害以及出现高血压等症状，患者除了服用降压药物，也应注意调节饮食，保护肾功能。在日常饮食上需要坚持少吃、少盐、少油、少肉、多饮水的原则，最好避免咖啡因、阿司匹林以及非甾体类解热镇痛药（比如芬必得、消炎痛、布洛芬和对乙酰氨基酚）的使用。

对于无症状的患者而言，日常生活一般无须改变，可正常活动。但当肾脏明显肿大时，应尽量避免过多的剧烈活动，以避免腰腹部受到外伤而导致肾囊肿破裂。一旦出现血尿，应高度警惕，要多休息，并尽快查明病因，采取相应治疗。

哪里长了瘤子？

很多患者被医生告知自己患有肿瘤之后，都会表现出质疑和惊恐，着急地询问自己是不是时日无多了。但你知道吗？随着医疗技术的进步以及人们体检意识的加强，早期肿瘤被发现的概率越来越高，治疗效果也越来越好。知己知彼，方能百战百胜，因此首先我们需要保持正确的"姿势"。本节我们将一起来了解泌尿系统中常见的三种恶性肿瘤：肾癌、前列腺癌和膀胱癌。

肾癌

肾脏位于人体腰部两侧后方，属于泌尿系统的一部分。别看它"个头"不大，但功能却多。它是人体内重要的"污水处理厂"，专门来维持体内"绿色环境"。人体内血液中的毒素，或者是代谢产物，多数是经过肾脏来排泄的。

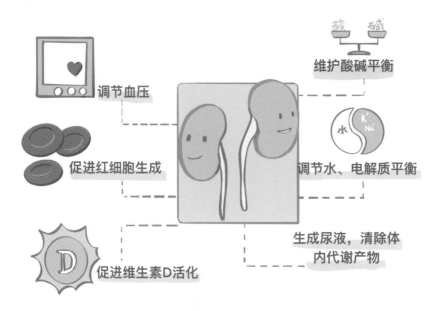

肾脏的功能

肾脏对于我们来说如此重要，一旦被肿瘤侵袭，将对健康带来极大威胁。在泌尿系统众多肿瘤之中，肾癌的死亡率高居第一名，而其发病率仅次于膀胱癌位列第二。调查表明，男性较女性患病率高约 1.5 倍，最高发病年龄在 60 ～ 70 岁。

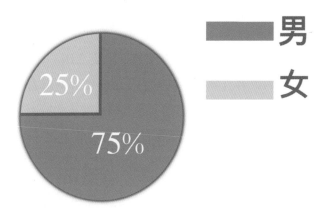

肾癌男女比例

为什么会得肾癌？

非常遗憾，在现阶段，医学上还很难确定肾癌发生的准确病因，但已经明确的是，吸烟、肥胖、高血压和遗传因素是肾癌发生的危险因素，这些都是大家平时需要注意的。

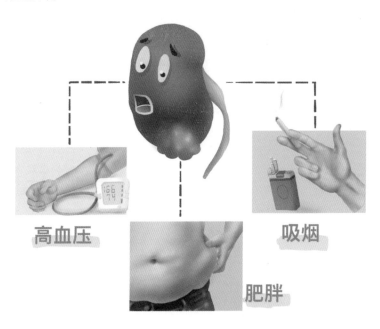

肾癌发生的危险因素

（1）吸烟：吸烟可以使肾癌的发病率增加 2 倍，如果及时戒烟的话，可以降低肾癌 30% 左右的发病率。

（2）高血压：目前医学上，高血压和肾癌之间并没有一个明确的关系，但是临床上往往观察到 40%～50% 的肾癌患者都合并高血压。

（3）肥胖：肥胖的患者肾癌的发病率要比没有肥胖的患者发病率要高，这里可能有高血脂饮食或高蛋白饮食引起的肾癌发病率增高的原因。

（4）家族性原因：家族遗传性的肾癌大概占肾癌的 2%～3%。

如何发现早期肾癌？

早期肾癌基本没有明显症状，临床上 70% 的肾癌患者都是在常规体检和检查其他疾病时偶然发现的。体检时，通常采用普通泌尿系彩超，不仅性价比高，拍出来的图像也很清晰。尤其是有肾癌罹患高危因素的人群，建议每年到正规医院做一次肾脏超声检查。当然，CT、MRI 也是必要的。但是仍然有不少的患者是出现了血尿、腰腹部肿块和疼痛才前往医院就诊，此时病情已难以控制。如果出现了血尿伴腹痛，千万不要拖延，一定要尽早去医院诊治。

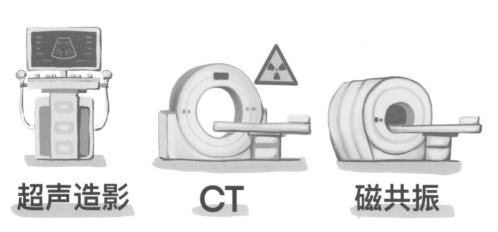

肾癌影像学检查方法

为什么会出现这些症状？

这就要从肾脏的结构说起。

肾脏就像一颗蚕豆，蚕豆外有一层壳，而肾脏外也有包膜，包膜外周围有大量结缔组织，这些组织托着肾脏，让它们悬在腰部肌肉的前方。在肿瘤长大的过程中，会牵拉肾包膜，甚至侵犯周围的器官和肌肉，这就导致了患者的腰部会有疼痛的感觉。随着肿瘤逐渐长大，甚至可能在上腹部触摸到肿块。

肾脏作为泌尿系统最重要的器官，生成尿液的重要责任由肾脏来承担，当肿瘤侵犯到肾脏内部的集合系统的时候，就会导致患者出现间歇性的、无痛的、肉眼可见的血尿。

另外，会有 10%～40% 的患者出现发热、高血压、病理性骨折、咳嗽、咯血、神经麻痹等症状。

为什么说早期肾癌是"幸运癌"？

其实，将肾癌称为"幸运癌"的说法并无科学根据，因为任何癌症都是不幸的。但将其称为"幸运癌"，是因为肾肿瘤对于其他器官系统的恶性肿瘤来说比较容易治疗，并且发病症状不像其他恶性肿瘤那样严重，同时肾癌也是一种可以预防的疾病。早期肾癌五年的生存率接近 92%，总体预后较好。近十年来，肾癌治疗技术可谓突飞猛进，已从细胞因子时代到现在的靶向治疗和免疫治疗，极大延长了生存时间。肾癌的切除率高，切除指针宽，且大多数肾癌愈合较好，因此人们把早期的肾癌叫作"幸运癌"。

肾癌一定需要做手术吗？

（1）早期肾癌，外科手术是首选。现在微创手术设备和外科医生的手术技术已经很发达或成熟了，许多早期的肾肿瘤可以通过达芬奇机器人或腹腔镜，只在身体上打几个小洞就可以切除病灶并且保留残存的健康肾组织，手术后几天就可以出院。

（2）晚期肾癌，以靶向治疗为主。对于失去手术机会，或有转移或复发的晚期肾癌患者，目前最主要的治疗方式还是靶向药物治疗为主。近年来，关于肾癌的靶向药物临床研究如火如荼地进行，很多最新的药物都进入了国内市场。同时，随着部分肾癌靶向药物进入医保目录以及相关药物援助项目，晚期肾癌患者的服用药物依从性也大大提高，这对于提高患者生存率有很大帮助。

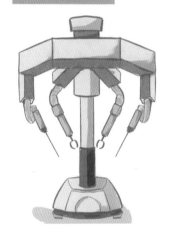
达芬奇机器人

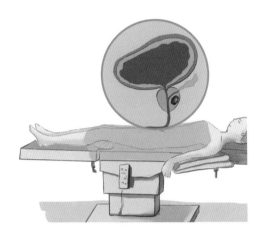
腹腔镜手术

达芬奇机器人和腹腔镜手术

对于局部晚期的肾肿瘤，目前还是建议行根治性切除肾脏。具体手术方案如何定，应听从专业泌尿外科医生的意见。对于就诊时已经发现有转移病灶的晚期病人，除了手术，还需要辅助靶向药物及免疫治疗等。

前列腺癌

前列腺是男性的"专属器官"，它紧贴着膀胱、直肠。它的体积虽小，但却常常隐藏着患病的风险。近年来，随着人口老龄化的增加、生活水平的改善，我国前列腺癌的发病率逐年升高，居男性最常见恶性肿瘤的第三位。而在全球范围内，前列腺癌的患病率占男性所有癌症的第一位。

"富贵病"和"老年病"

从某种程度上来说，前列腺癌是一种"富贵病"，发病率与地区经济发展水平呈正相关，前列腺癌在发达国家和地区的发病率远高于发展中国家和地区。有研究表明，高脂肪含量的食物（肉、奶制品）与前列腺癌的发病有着密不可分的联系。

前列腺癌也是一种"老年病"，主要发生在 50 岁以上的男性，70% 的前列腺癌患者发病年龄超过 65 岁，发病率随着年龄的增加而上升。

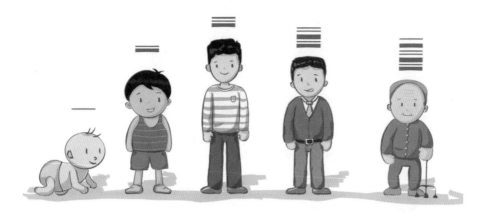

前列腺癌发病年龄趋势

除了年龄和饮食，遗传也有可能导致前列腺癌。就像其他癌症一样，不良的生活和饮食习惯也可能是前列腺癌发生的元凶。

一些"蛛丝马迹"

早期前列腺癌通常发生在前列腺的外周带，因此症状都不明显，但随着肿瘤发展，大多患者都会出现一系列的下尿路症状，如尿频、进行性排尿困难等；如果肿瘤压迫周围器官神经，患者还会出现便秘、会阴部疼痛。前列腺癌在晚期通常会转移到骨头上，往往有一些病人因为骨头疼痛去医院检查才发现前列腺癌。

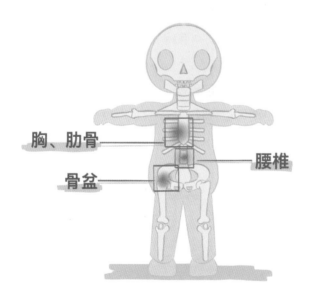

前列腺癌骨转移

前列腺癌发病常见因素有哪些?

前列腺癌的发病原因尚未完全阐明,可能与年龄、种族、家族遗传史、肥胖、不良的生活和饮食习惯、激素分泌异常等有关。

(1)年龄:患前列腺癌的风险随着年龄增大而增高,特别是 50 岁以上的中老年男性的患病率显著升高。

(2)人种:欧美国家前列腺癌的发病率最高,而亚洲人群的发病率远低于欧美人群,不同人群存在易感性差异。

(3)家族史:单个一级亲属患前列腺癌,本人得前列腺癌的风险增加 1 倍以上。

(4)激素:过多的动物脂肪可能会提高体内睾酮水平,而双氢睾酮等雄性激素与前列腺癌的发病密切相关。

(5)其他:如肥胖、性传播疾病或前列腺炎、酒精摄入过多等,是前列腺癌的危险因素。

将前列腺癌消灭在"萌芽"时

早发现才能早治疗,早期前列腺癌的治愈率是十分高的。因此,通常建议 50 岁以上的中老年男性每年进行相关筛查,及时发现可能出现的早期前列腺病变。对于家族直系亲属中患有前列腺癌的男性,筛查时间应该提前到 45 岁。一般建议前列腺癌的筛查选择"前列腺特异性抗原(PSA)的检测 + 直肠指检"这种联合检查的方式。

PSA 由前列腺分泌。在一定程度上,血中 PSA 的含量可以反映前列腺的健康状态。在前列腺癌早期无症状时,PSA 含量即可出现升高,可以早发现早治疗。

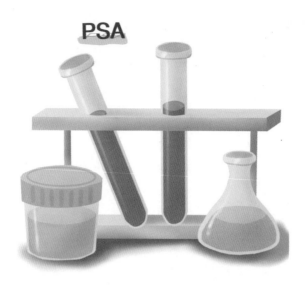

PSA 检查

　　直肠指检是很多泌尿系统和消化系统疾病的必备检查。医生隔着直肠壁触碰前列腺，体检筛查出前列腺问题，用的就是这个方法。

　　此外，泌尿系超声或经直肠前列腺超声检查也可以诊断前列腺癌；核磁共振也是一种常见的影像学辅助诊断方法。

　　前列腺癌诊断的"金标准"是直肠超声引导下行前列腺穿刺活检，以便获得病理学的诊断。

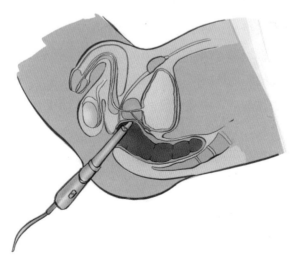

前列腺穿刺活检

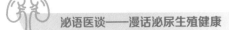

下面给大家罗列就医准备清单，希望大家能定期进行预癌体检。

症状清单	病史清单	检查清单
①是否有尿线变细、射程变短、尿流缓慢？	①是否有前列腺癌等恶性肿瘤家族史？	①专科检查：直肠指检、前列腺穿刺活检。
②是否有尿流中断、尿后滴沥、排尿不尽、排尿费力？	②是否吸烟喝酒？	②实验室检查：血常规、大便常规、尿常规、生化检查、肿瘤标记物PSA。
③有无尿频、尿急、夜尿增多，甚至尿失禁的情况？	③是否有药物或食物过敏？	③影像检查：直肠超声、核磁共振成像（MRI）。
④是否有射精障碍？	④是否伴有前列腺炎等疾病？	
⑤是否有乏力伴不明原因的体重下降？		

确诊前列腺癌后该怎么治疗呢？

早期前列腺癌患者推荐根治性治疗方法。患者不必因为挨动刀而害怕，现在先进的手术方法很多，国内很多医院都可以利用达芬奇机器人或腹腔镜对前列腺癌进行根治性的微创手术，治疗后能达到不错的效果，甚至可以痊愈。

前列腺癌本身生长缓慢，对于有治愈性治疗适应证但担心生活质量、手术风险等的患者，可不立即手术，选择严密随访，积极检测疾病发展进程，在出现肿瘤进展达到预先设定的疾病进展阈值时再给予治疗。

对于年龄大、身体弱或者中晚期的患者，放疗加上内分泌药物的综合治疗也可以取得相对不错的治疗效果。当然，定期筛查PSA，及时发现可能出现的早期病变，是取得最佳治疗效果的关键。

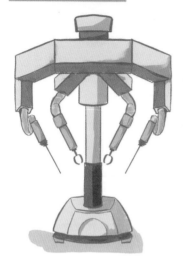
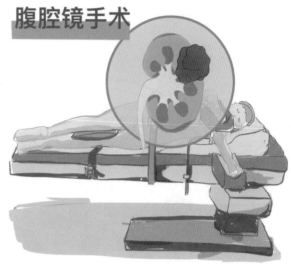

达芬奇机器人和腹腔镜手术

如何预防前列腺癌？

（1）一般预防：避免吸烟、饮酒等不良生活习惯；减少高动物脂肪食物的摄入，因为这些食物中含有较多的饱和脂肪酸；增加蔬菜、水果的摄入；避免吃过于辛辣的食物，因为这些食物会造成前列腺过度充血；日常生活中多饮水，避免憋尿、久坐，多进行适度的体育运动。

（2）定期筛查：前列腺早期多无任何症状，绝大多数前列腺癌是筛查发现的，其中包括前列腺肿瘤标记物的检查、前列腺彩超、直肠指检等。如果筛查结果有异常，可能需要进行前列腺活检明确是否患有前列腺癌。

膀胱癌

膀胱作为一个储存尿液、排泄尿液的器官，一般情况下我们很少想起它。除非，它开始"搞事情"，比如长个肿瘤……

膀胱癌是指发生于膀胱内各种组织的肿瘤，约95%的膀胱肿瘤来源于上皮组织，绝大多数上皮性肿瘤成分为尿路上皮。在全世界男性人群中，膀胱癌是第七大最常被诊断出的癌症，男性发病率是女性的3～4倍。膀胱癌是我国泌尿生殖系肿瘤发病率的第一位。膀胱癌发病率随年龄的增加而升高，多发年龄在51～70岁，发病高峰期在65岁，罕见于30岁以前。

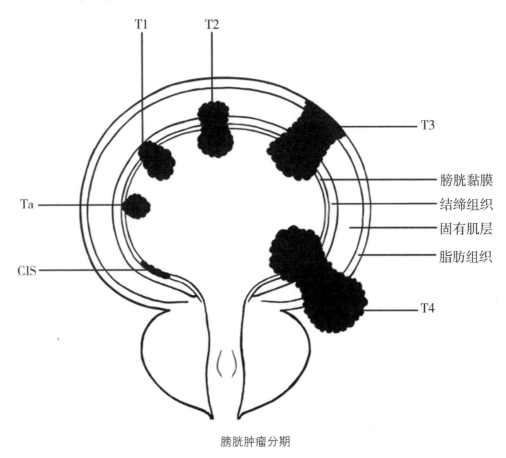

膀胱肿瘤分期

膀胱癌的发病因素有哪些？

吸烟是膀胱癌最重要的危险因素，约50%的膀胱癌患者有吸烟史。膀胱癌风险增加也与暴露于烟草烟雾的环境中有关，吸烟可使膀胱癌患病风险增加2～5倍。另外，膀胱癌发病率与吸烟强度和时间成正比。此外，工业化进程、人口老龄化、长期炎症及异物刺激和异常因素等也是导致膀胱癌发病率持续攀升的因素。

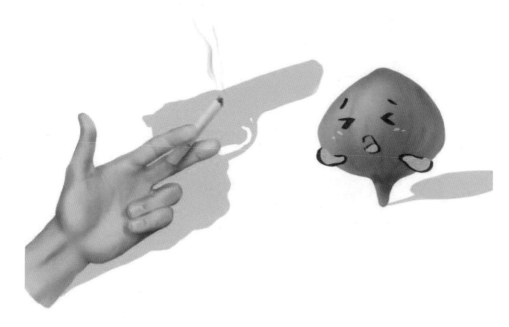

膀胱癌的危险因素——吸烟

当我们的身体发出怎样的信号时，是在提示我们小心膀胱癌？

膀胱癌最早、最常见的症状是肉眼血尿，这是最不能忽视的症状。这种血尿有两大特点。一是无痛性，也就是在发生血尿的时候，病人没有任何疼痛及其他不适症状，医学上也称为无痛性血尿。但是，随着肿瘤的坏死、溃疡和合并感染，可出现尿频、尿急、尿痛等膀胱刺激的症状。二是间歇性，这种血尿并不是每次排尿都会出现，可能出现一两次之后就慢慢减轻或消失了，容易造成血尿好转的错觉。另外，还可能有一些特殊症状，因为膀胱癌会导致膀胱壁增厚，患者憋尿时会感觉到膀胱区疼痛，这也可能是膀胱癌的一个征象。对于一些特殊的膀胱肿瘤如腺癌，尿液中有时候还会出现黏液，因此需要多关注排尿情况。

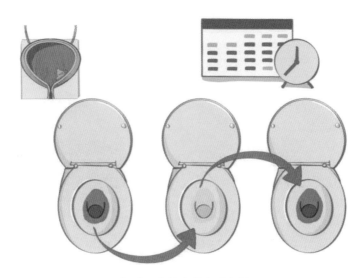

间歇无痛性全程肉眼血尿

一旦出现肉眼可见的血尿，一定要去医院检查，排除是否有肿瘤。当然，有很多疾病都可能出现血尿，比如泌尿系统的感染、结石和肾脏的问题。

成年人，特别是40岁以上者，当出现无痛性血尿时，应考虑患者有膀胱肿瘤可能；对于长期不能治愈的"膀胱炎"，应警惕有膀胱肿瘤的可能，建议及时就医诊疗。

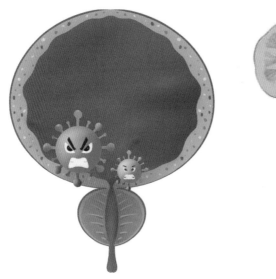

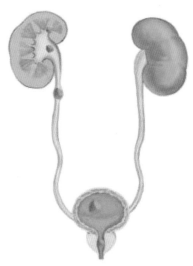

泌尿系感染　　　　　　　　　　　泌尿系结石

如何发现膀胱癌？

除了上述最常见的症状，还需要一些仪器帮助我们更好地诊断膀胱癌。膀胱癌的诊断方式有 B 超、膀胱镜、静脉尿路造影、盆腔 CT 和盆腔 MRI 等检查。最终的确诊，需要做膀胱镜检查和组织活检。软性膀胱镜的应用可以让患者在检查时获得更好的舒适感，更易于接受。

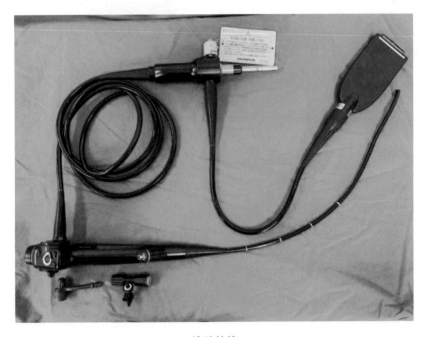

膀胱软镜

如果确诊为膀胱癌，如何进行治疗？

对于肿瘤未到达肌层的、初次手术治疗的患者，医生一定会尽最大可能保留患者的膀胱，减少患者的伤痛。如使用专业的仪器，通过尿道口进入膀胱进行肿瘤电切手术，术后配合膀胱灌注化疗。这种治疗方式不仅减少创伤，有利于清除肉眼可见的病灶，还可以对切除下来的病灶进行分级和分期。早期的膀胱癌治愈率很高，预后通常都很好。

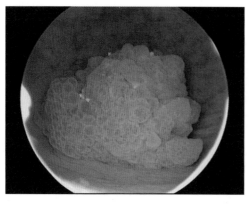

膀胱肿瘤

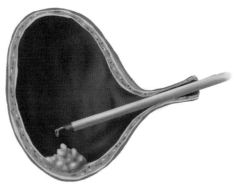

经尿道膀胱肿瘤电切术

如果说肌层之前的膀胱癌还可以对膀胱进行"小修小补"，那么个头大、深达膀胱肌层，甚至已经发生膀胱外的淋巴结转移的膀胱癌则只能"推倒重建"，也就是要做大手术把整个膀胱"拿掉"，就会成为耗时很长、创伤很大的手术。

如果肿瘤发生了转移，这时就需要行相关辅助治疗，包括放化疗、免疫治疗。经过临床研究证实，这种治疗方法也能让癌症晚期患者受益。

人没了膀胱要如何排尿？

膀胱切除术是一个不可逆的治疗方案，是在其他治疗方案都无效的情况下的最后选择。失去膀胱的患者如何排尿，则是另一个需要解决的问题。尿流改道术和膀胱切除术可谓"焦不离孟"。

所谓尿流改道术，就是在膀胱被切除后，寻找或重建一个新的结构来替代膀胱。而最好的一种，就是用回肠作为新的"膀胱"，连接输尿管。但这种回肠通道术也有弊端，患者需要在腹壁造口，并且术后需要终身携带尿袋。

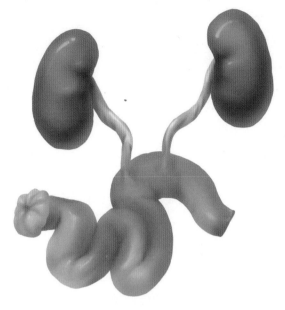

尿流改道术

携带尿袋可能是膀胱癌患者术后最大的障碍。尿袋不仅操作麻烦，还影响美观。伴随医疗器械的改革，从最开始的普通尿袋到现在的集尿器，患者使用起来更加方便和美观。

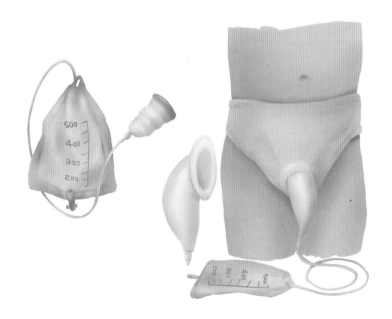

集尿器

如何预防膀胱癌?

首先,建议以下人群,在医生指导下进行膀胱癌相关筛查:

①有膀胱癌家族史的人;

②有先天性膀胱缺陷的人;

③有膀胱相关疾病的人;

④工作中长期接触某些化学品的人员;

⑤40岁以上人群,突然出现无痛性肉眼血尿时。

其次,是改善生活方式,包括戒烟、做好工作安全防护、多喝水、多吃水果蔬菜。

最后,不得不说的是,人体在面对肿瘤的时候,每一个细胞都在与肿瘤细胞"作战",而患者需要做的就是做每一个细胞"强大的后盾",不要"拖后腿"。戒烟、戒酒、按时吃饭、保证睡眠、积极运动和保持乐观的心态都是在给人体细胞创造一个良好的环境,减少其他因素对细胞的伤害,让细胞与药物携手,全力以赴对抗肿瘤!

安心治病

只会多喝热水？

治疗泌尿系统疾病，可能大家的第一反应就是"多喝热水"，感觉水是能治愈一切的良药。在多数情况下，多喝水确实是没错的，泌尿系统出现了问题自然需要更多水把它"冲干净"。但是，有些情况下多喝水反而会出现问题，而且仅仅依靠喝水可能无法解决根本问题，还是需要药物和其他治疗手段才能治本。

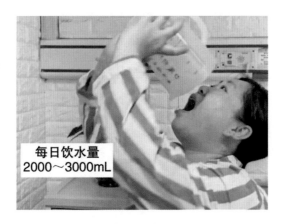

每日饮水量

哪些人员不能多喝水？

第一是肾结石绞痛患者。也许你可能听过肾结石就要多喝水的建议，以争取用水将结石冲刷下来。那在肾结石绞痛时喝水是正确的吗？答案是否定的。肾绞痛的突然发作多见于输尿管结石发生急性梗阻，往往会伴有肾积水的形成。此时若大量饮水，尿液无法排出反而会加重肾积水症状，甚至损害肾功能。但是在日常生活中，疼痛没有发作时，多喝水是正确的选择。

第二是肾炎水肿患者。肾脏具有调节水、电解质平衡的功能，肾功能受损后，肾脏无法正常调节机体的水和电解质，导致体内出现水分滞留的情况，引发水肿。除此之外，大量蛋白从肾脏漏出也会加重水钠滞留体内，加重水肿的情况。肾病患者往往伴有双下肢、脚踝、眼睑及脸部水肿的情况，严重的甚至全身水肿。此时喝水多，会加重水肿及肾脏的负担。

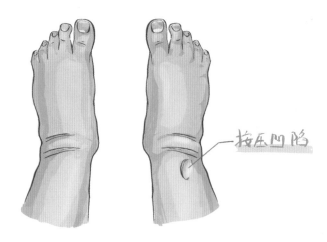

按压凹陷

凹陷性水肿

第三是急性肾衰竭患者。急性肾衰竭患者常伴有少尿，每日尿量少于400mL，必须严格限制水的摄入。虽然急性肾炎和急性肾衰竭比较容易治疗，但是如果病情未缓解时喝多了水，就可能会危及生命。

第四是心脏功能不好的患者。对于爬三楼就气短、胸闷的患者，要小心可能是心脏功能出了问题，这类患者合并泌尿系统疾病，多饮水是很危险的。因为大量水进入人体会导致体液量明显增多，使血容量增加，心肺负担加重，对合并心脏病的患者来说，他们的心脏很难承受这样的变化，可能诱发或加重心脏疾病病情。

第五是肝功能异常并且有腹水者。肝功能异常者，自身不能合成血浆蛋白，血浆蛋白减少，血渗透压降低，水分堆积在组织中，会有腹部、胸部积水及周身浮肿等现象。此类患者不宜多喝水，避免加重水肿症状，应根据水肿的实际情况调整每日的饮水量。

第六是水中毒者。主要是因为进入体内水过量（如大量饮水、输液过多等），使水分过度地蓄积，导致低钠血症。尤其是在日常生活中，人体在严重口渴脱水的情况下，大量饮用纯净水，易造成人体内电解质平衡失调，出现低渗脱水，从而引起水中毒。水中毒主要表现为软弱无力、恶心呕吐、头痛、失语、精神错乱、定向力失常、嗜睡、躁动、谵妄甚至昏迷，进一步发展有发生脑疝的可能，以致呼吸、心搏骤停。这样的病人也不适合多饮水。

除了喝水还有什么招？

对于所有的炎症疾病，杀菌消炎才是治本之道。肾炎、膀胱炎等炎症最主要的治疗方法还是药物治疗，而且是针对细菌的抗生素治疗。细菌种类复杂，抗生素的种类也不简单。只有使用正确的抗生素才能杀灭对应的细菌。此类疾病比较复杂，没有检查结果的辅助，医生也难以明确诊断。但是急性炎症病情有发展成为脓毒症的危险，为了避免病情进一步恶化，所以在能够明确具体的感染细菌种类之前，就需要医生根据自己的经验来试着使用抗生素。在具体的检查结果出来之后，医生才能有明确的诊断，并对因下药。

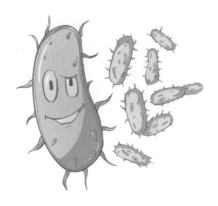

细菌

你可能还听过一个词，叫作"耐药性"，就是原来可以杀死某类细菌的药物现在不起作用了，细菌对这类药物产生了耐药性，这在抗生素的应用中十分常见。因此，患者在治疗过程中，有可能最初的致病菌产生耐药性或者又出现新种类的致病菌，此时需要再次进行检查，找到感染病菌的种类以及对其有效的抗生素来重新给药。这就仿佛是一个车轮战，细菌不断地变化，而我们则要发现它们的改变并顶住压力战胜它们。

消炎治本，同时也需要其他方法帮助治标。特别是对于结石之类痛起来要命的疾病，有几乎统一的治疗手段，那就是镇痛。毕竟许多患者都是拖到疼痛发作了才去医院看病。这时候为了缓解患者的痛苦，镇痛是不可避免的。需要补充的是，医生可能无法在患者的要求下就直接给镇痛药，而是需要在充分了解患者的病情之后才能给药。不然，你不痛了，可能病也就很难查出来了。必要的时候，还是得坚持住。

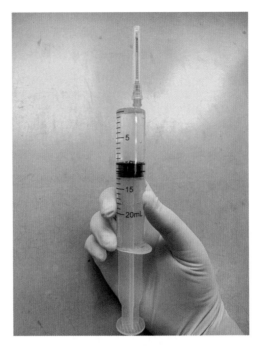

注射镇痛药

此外，有时也可以结合中西医理疗等方式来缓解患者症状，如穴位按摩、针灸、红外线、冲击波等。举个例子：输尿管结石导致肾积水病人出现肾绞痛，予病人"邱氏穴"（骶棘肌外侧面上、肋腰角下一横指与后内侧一横指交界处）穴位按压的方法，病人肾绞痛可能会有所缓解。操作时病人侧卧位，疼痛一侧向上，略屈膝屈髋，两手放于胸腹之前稍挺胸挺腰，使腰背部形成一个微微向前突起的弧形。按压之前操作者可用右手掌轻揉腰部，使患者稍放松，缓解紧张和抵抗情绪。再用右手拇指指腹贴住该穴徐徐下压感觉达肌层；然后45°角斜方向指向脊柱，在30秒内由轻到重逐渐加力按压后使患者感到有明显的酸胀感，即所谓"得气"。保持该力度1～2分钟，疼痛有显著缓解后缓慢放松拇指。这个按压方法临床实际应用效果良好，因简便、高效、易掌握，很适合在院前急救、急诊科、泌尿外科及基层医院推广应用，轻症患者也可在家自行操作。病友们可以在出现该疾病时，尝试按压邱氏穴，会得到不错的效果。

综上所述，喝水虽好，但不能盲目过量，要了解哪些情况下需要限制饮水。除喝水外，抗生素与镇痛等治疗是医院最常用的治标与治本的方法，标本结合才能彻底铲除疾病。

花式机器来帮忙

治疗泌尿系统疾病不能仅仅只是喝水吃药，好比疏通下水道有时就必须"暴力操作"，有些问题还是得借助"外力"来解决，这些时候就需要泌尿科的治疗机器来帮忙。

泌尿系统结石如果在评估病情之后需要手术，手术选择也十分多样。一般来说，上尿路结石直径超过 6mm 都可能需要进行手术。常见的手术方式有体外冲击波碎石术、经皮肾镜取石术等，这就需要各式各样的机器与器械来参与手术。

什么是体外冲击波碎石术?

体外冲击波碎石术是利用超声冲击波穿过皮肤等组织，直接震碎人体内的结石，再让结石随尿液排出。冲击波对人体的软组织损伤小，操作简便，一般 30 分钟左右就可完成 1 次治疗。体外冲击波碎石很简单，只需要躺着就能轻轻松松完成治疗，可以说是比较舒适的治疗结石的方法。

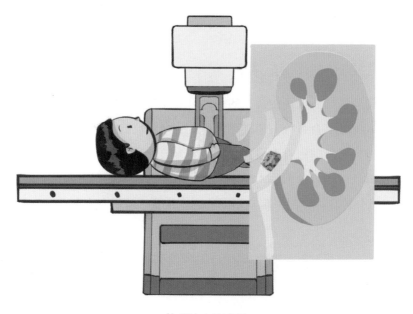

体外冲击波碎石

体外冲击波碎石治疗肾结石、输尿管结石、膀胱结石、尿道结石，不用开刀，创伤小，痛苦少。在体外就可以将体内的结石击碎，击碎的结石大如绿豆，小如细沙，可随尿液排出体外。体外冲击波虽然安全有效，但是有时在碎石中或治疗后也会出现一些副作用，一般不严重，因此碎石前的评估很重要。

冲击波碎石术术前需要对患者进行整体情况的评估，如血常规、尿常规、凝血时间、肝肾功能的检查及心电图检查等。比如，患有出血性疾病的患者不宜碎石，因为在碎石过程中很容易出现严重的血尿；新近半年内发生心脑血管疾病的患者不宜碎石，如严重的高血压、脑出血、心力衰竭、心律失常及肺功能障碍者；传染病的活动期亦不宜碎石，如活动性肝炎、细菌性痢疾及非典型肺炎等；未控制的糖尿病患者，在碎石前要控制好血糖，以防碎石后发生难以控制的严重尿路感染；妊娠妇女，特别是结石在输尿管下段者不宜碎石，以避免 X 线或冲击波对胎儿产生不良影响；处于月经期者、装有心脏起搏器的患者及癫痫患者都不宜进行体外冲击波碎石术。

当然，体外冲击波碎石不是万能的，碎石后可能会出现血尿、疼痛、发热、皮肤红斑、输尿管内碎石堆积（石街）、内脏损伤、心血管意外等情况，也可能出现结石不易碎裂、需多次碎石治疗、结石不能碎裂或结石排出不尽等治疗效果不佳的情况。体外冲击波碎石术都处理不了的结石，可能就需要其他设备来帮忙了。

什么是经皮肾镜取石术？

经皮肾镜就是结石处理中常见的一种重要设备。经皮肾镜碎石需要在腰背部皮肤穿刺进入肾脏集合系统，通过导管建立一个从皮肤到肾的通道，然后内镜可以经此通道进入肾及输尿管上段；找到需要解决的目标结石后，使用激光等碎石工具将其击碎后取出。这项手术需要个体化治疗，即要根据患者结石的部位、数目、大小、成分等具体情况来确定不同的通道位置、通道大小和相应的碎石工具。

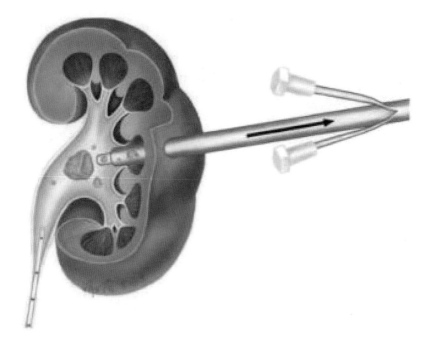

经皮肾镜取石术

你知不知道，泌尿系统也有自己的内镜检查。关于内镜这个词，最常听到的是消化内镜、胃镜之类的。但其实内镜在许多科室都有应用，其中就包括泌尿外科。膀胱尿道镜与输尿管镜就属于泌尿外科内镜的范畴。

内镜的功能可以粗略理解为伸入人体内的摄像头，一方面可以直接看到深面的结构，另一方面内镜的设计还复合了一些可进行其他操作的器械，因此也可进行一些基本的操作，比如止血、切除（取）病理组织等。内镜同时具有诊断和治疗两种作用。这里的膀胱尿道镜与输尿管镜的功能也类似于此。膀胱尿道镜和输尿管镜最主要的区别就是观察的位置不同。

和胃肠镜一样，膀胱尿道镜可以用来观察膀胱和尿道的病变，包括出血、炎症、肿瘤等。膀胱尿道镜拥有的治疗手段包括取出异物、切除组织以用于活检、电灼止血、电切、扩张管道、药物灌注等，针对不同的疾病有不同的治疗方法。这样看来，膀胱尿道镜确实是一个用途广泛的设备。

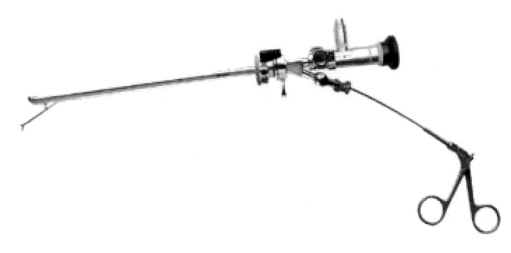

膀胱尿道镜

输尿管镜和膀胱尿道镜的功能基本相同，但是它比膀胱尿道镜更细、更长，可以伸得更远，能够进入输尿管。输尿管镜同样可以观察出血、梗阻、肿瘤、结石等疾病，并做相应的治疗。输尿管镜技术是治疗泌尿系结石极其重要的手段。输尿管镜碎石术是利用一条直径 1.5 ～ 4mm、长约 45cm 的细镜，经过尿道、膀胱插入输尿管，将输尿管结石或肾脏结石击碎取出。它利用人体天然的泌尿系统腔道，身体上无需任何切口，是一种泌尿外科腔镜微创手术，适用于保守治疗无效的各种输尿管结石以及部分肾结石。与开放手术相比，输尿管镜碎石术具有损伤小、痛苦轻、恢复快等优点。现输尿管镜碎石技术是医院治疗泌尿系结石最主要的手段。

随着世界工业科技的进步，膀胱尿道镜及输尿管镜都出现了更为先进的电子软镜，比传统的硬镜更清晰，使用范围更广，病人更舒适，损伤更小。膀胱软镜的出现避免了病人进行膀胱镜检查时的痛苦，而输尿管软镜的出现使一部分肾结石的病人得到了更为微创及安全的治疗。

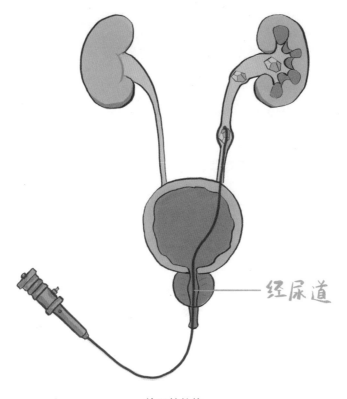

经尿道

输尿管软镜

　　怎么样，泌尿系统疾病的治疗方法很多吧？临床上有各式各样的机器和器械来帮助治疗泌尿系统疾病，争取以最小的代价和最低的损伤来解决问题。在治疗泌尿系统疾病的时候也不要担心，听医生的话，遵守注意事项，这些机器和器械都能够圆满完成自己的任务。

开刀？不怕！

　　全身上下各个系统的问题，要想彻底治疗很多时候都离不开"手术"二字。听到手术这个词，就能想到明晃晃的无影灯，外科医生的手拿着锋利的手术刀，场面令人胆战。其实手术并没有那么可怕，小到割包皮，大到切个肾，只要放平心态，听医生的话，都会平安顺利的。今天就来给大家介绍两种泌尿外科常见的手术，有小有大，让大家能够体会：不就是开个刀吗？没在怕的！

包皮环切术

　　先来看看泌尿系统的小手术——"割包皮"，也就是包皮环切术。包皮环切术是一种门诊手术，并不需要入院，手术过程一般 10 ～ 30 分钟，危险性小、操作简单。手术的目的就是让阴茎头完整的暴露出来，这样就不会留有死角而造成感染或影响泌尿生殖。

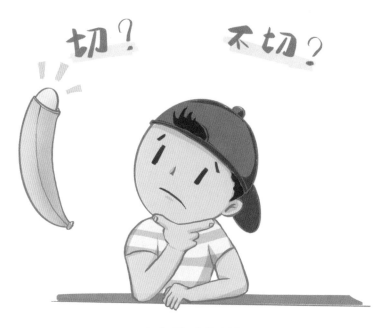

包皮环切术的选择

哪些人需要做包皮环切术呢？

首先，包皮口有纤维性狭窄环的患者，就是有一圈把阴茎头勒住的感觉，需要进行手术；其次，出现反复发作的阴茎头包皮炎的患者需要进行手术；最后，6岁以后包皮口狭窄，包皮不能退缩而显露阴茎头的患者，也需要进行手术。

手术的过程是怎么样的？

手术的过程很简单，如传统包皮环切，局部麻醉、清洁消毒、切开、止血、缝合，把多余的包皮切除就可以了。包皮手术一周后可以拆线，20天左右能够恢复，一个月左右可以进行性行为，恢复时间要根据患者自身状况评估。术后阴茎头出现轻度水肿是正常现象，可能是麻药或者手术导致的，肿胀呈现粉红色，这个时候不要惊慌，这种肿胀会自行恢复；如果一直不恢复，就需要去医院就诊。如果害怕切开、出血、手术时间长等情况，现在也可以进行包皮切割吻合器法、包皮套环环扎法等新术式，可以不打针麻醉，不切开，不止血，不缝合，几分钟完成，几乎不存在交叉感染的可能，特别受到小朋友们的欢迎。

包皮切割吻合器法有什么特点？

在这里要特别介绍一下现在最主流的包皮手术——包皮切割吻合器法的优势。第一，通常不用针线缝合，吻合器在加压切割包皮的同时释放缝合钉缝合切口，缝合钉的密集程度足以止血并对齐切口，不需要再进行丝线缝合。第二，手术时间短，一般只需要5～10分钟即可完成手术，传统手术则需要20～30分钟，手术时间的缩短，减少了患者紧张和焦虑的情绪所带来的痛苦。第三，出血量少，由于吻合器是在切割包皮的同时释放缝合钉进行止血缝合，所以将传统手术中的用剪刀剪开后再寻找出血点依次止血的步骤合并在一起，所以出血量明显减少。第四，手术中无需使用电刀电凝止血，传统手术有时候会用到电刀，手术中高频电刀有可能会导致一些术后并发症，而使用吻合器环切包皮则可以成功地避免这一危险因素。第五，外观整齐，美观，术后瘢痕较少。由于传统的手术需要使用组织剪去人工剪裁包皮，边缘往往不是特别整齐，而吻合器环切直接使用的是圆形模具将过长组织一刀裁下，可以保证边缘的规整，以及形状的美观。第六，伤口恢复快，并发症少。由于手术时间短，出血少，只切除相对过长的皮肤，对深层组织干扰少，相对于组织损伤较小，缝合钉又比较密集，术后再出血、感染、水肿的风险都低于传统手术。只需要 7 天左右缝合钉就逐渐开始脱落，一般 2 ～ 4 周可以脱落完毕，只有个别患者需要来医院拆除缝合钉。第七，只需一个医生就可以完成手术操作，操作简单、方便。所以说随着医疗器械及技术的进步，手术变得越来越让病人易于接受，不再惧怕手术。

肾癌手术治疗

肾癌怎么治疗？

首先，无转移的局限性肾癌是可以治愈的。外科手术是首选的治疗方式，手术切除病灶，不仅有助于病理分型，还能够以最快的速度清除病灶。随着医疗技术的进步，现在也可以根据患者的情况选择腹腔镜手术，腹腔镜手术能够缩小创口面积，加快恢复速度。在一些有条件的医院，患者还可以配合医生选择开展机器人腹腔镜手术。

当患者与外科医生进行术前谈话时，患者及其家属最关心的问题大概就是切多少？怎么切？能否保留肾脏？

如何选择手术方式？

根据肿瘤的位置和情况，医生是可以进行保留肾单位手术的，这种手术方式也叫肾部分切除术，而剩余部分的肾还能保留其部分功能，有利于肾功能的保护。对于不能够进行肾部分切除术的患者，可以选择进行根治性肾切除术（切除整个肾脏），手术切除的范围包括患侧的肾、肾周筋膜、肾周脂肪以及区域肿大淋巴结。

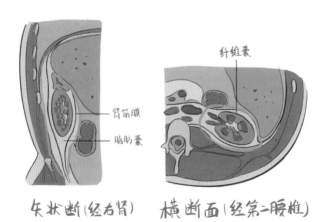

矢状断（经右肾）　横断面（经第二腰椎）

根治性肾切除术范围

对于局部进展期肾癌的患者，也就是存在区域淋巴结转移或者无区域淋巴结转移但是肿瘤较大的患者，应该先进行根治性肾切除术和转移淋巴结清扫术。这种类型的手术范围更大，后续可能还要配合其他辅助治疗手段，根据个人情况选择个性化的治疗方案。

那么，采取哪种手术方式好呢？开放手术？腹腔镜手术？机器人辅助技术？与传统的开放性手术相比，腹腔镜手术的优点是手术切口小、损伤小、出血少、术后恢复快、合并症少、住院时间短，近期肿瘤控制率与开放手术无明显差异；缺点是器械昂贵、技术较复杂、医生熟练掌握的学习曲线较长。达芬奇机器人的问世，使得腹腔镜肾部分切除术的关键步骤变得更容易掌握，医生学习曲线更快。目前，在技术条件允许的情况下，开放手术、腹腔镜手术或机器人辅助技术均可应用于肾癌患者的外科手术治疗，怎样选择很大程度上取决于肾肿瘤的大小和位置，以及外科医生的经验水平。因此没有哪种手术方式是最好的，适合病人病情的手术方式就是最好的。

除了上述疾病，膀胱肿瘤、前列腺肿瘤等肿瘤性疾病，或者睾丸扭转等急诊疾病，都需要通过手术的方式进行治疗。在面对手术的时候我们不需要紧张，只要了解清楚术前术后的注意事项，全力配合医生的治疗，手术就没什么好怕的。

化疗？放疗？免疫治疗？

对于肿瘤性疾病，我们最先想到的解决方法就是开刀，不过也时常有开刀解决不了的肿瘤或者根本没法开刀的患者，这就需要依靠其他各种治疗方法来帮助消灭肿瘤了。你可能听说过化疗、放疗、免疫治疗这些词，但你了解它们都是怎样的治疗吗？现在就来为你一一介绍。

化疗是不是很恐怖？

恶心呕吐、掉头发，提到化疗大家就能想起这些痛苦的字眼。化疗真的有那么恐怖吗？化疗能起什么作用呢？我们先从什么是化疗开始讲起。

化疗是化学药物治疗的简称，通过使用化学治疗药物杀灭癌细胞达到治疗目的。化疗是目前治疗癌症最有效的手段之一，和手术、放疗一起并称癌症的三大治疗手段。手术和放疗属于局部治疗，只对治疗部位的肿瘤有效，对于查不出来的转移病灶和已经发生临床转移的肿瘤就难以发挥有效治疗作用了。而化疗是一种全身治疗的手段，无论采用什么途径给药（口服、静脉和体腔给药等），化疗药物都会随着血液循环遍布全身的绝大部分器官和组织。因此，对一些有全身播撒倾向的肿瘤及已经转移的中晚期肿瘤，化疗都是主要的治疗手段。

化疗药物一般为细胞毒性药物，或多或少会出现一些不良反应，最常见的有以下几种。

（1）消化系统反应：如恶心、呕吐、腹泻和便秘等。其中恶心、呕吐是化疗最常见的反应之一，近年来一些强力有效的止吐药上市，使得化疗后的恶心和呕吐反应大大减轻。所以说这种副作用是可以克服的。

（2）骨髓抑制：如白细胞和血小板减少等。一般停止化疗后 1 ～ 2 周会自行恢复，部分较严重的骨髓抑制也有可以有效提升白细胞和血小板的药物供使用，这些也是可以应对的。

（3）脱发：部分化疗药物可能导致脱发，但脱发是可逆的，在停止化疗一段时间后会重新长出新发。

（4）其他可能的情况如肝肾功能损害等。绝大部分化疗的不良反应是可逆的，通过一些辅助药物的使用可以控制或者减轻毒副作用。所以说不要担心化疗的副作用，待疾病控制后，一切都是值得的。

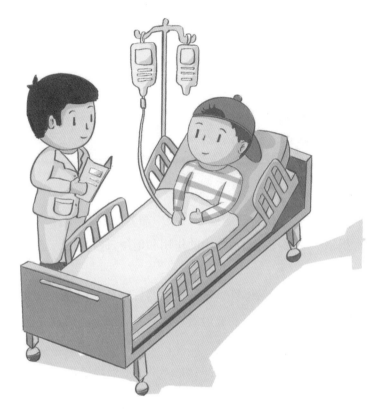

化疗

放疗是怎么放的？

放疗是放射治疗的简称，肿瘤放射治疗是利用放射线治疗肿瘤的一种局部治疗方法。放疗通过特殊的仪器放出治疗用的放射线，穿透人体照射到肿瘤区域，以杀伤肿瘤细胞，同时尽量减少对其他正常组织的损伤。

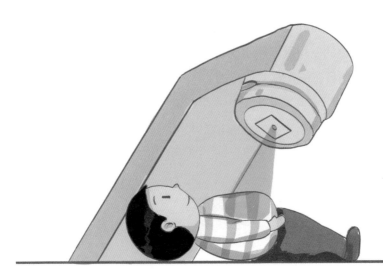

放疗

大约 70% 的癌症患者在治疗癌症的过程中需要用放射治疗，约有 40% 的癌症可以用放疗根治。放疗在肿瘤治疗中的作用和地位日益突出，已成为治疗恶性肿瘤的主要手段之一。

放疗的疗效取决于放射敏感性，不同组织器官以及各种肿瘤组织在受到照射后出现变化的反应程度各不相同。放射敏感性与肿瘤细胞的增殖周期有关，即长得越快的肿瘤细胞对放射治疗越敏感。此外，早期肿瘤体积小，疗效越好，晚期肿瘤体积大，放射敏感性低；肿瘤局部合并感染，放射敏感性也会下降。

当然放疗也会有一些不良反应。

（1）恶心：恶心呕吐是由于放疗引起胃肠功能紊乱。一般出现症状时应卧床休息，多饮水，少吃多餐，吃清淡、易消化的食物，也可口服维生素 B_6 等药物。食欲不振可服用开胃药如健胃消食片或吃开胃食物如山楂等。

（2）白细胞降低：放疗时骨髓内的造血细胞的分裂繁殖受到抑制，导致白细胞、血小板下降，晚期出现贫血的症状。若白细胞 $< 3 \times 10^{-9}$/L，血小板 $< 70 \times 10^{-9}$/L 时应暂停放疗，可用升白细胞药物（物鲨肝醇、利血生、维生素 B_4）或升白细胞针；出现严重贫血症状可考虑成分输血或新鲜全血输血。

（3）脱发：由于放射的高能射线穿透力强，可以完全穿透人的头颅。只要照射区有毛发，射线达到一定剂量后就会引起脱发。不过放疗引起的脱发只是一过性，之后头发还会再长出来。

（4）皮肤不良反应：放疗患者可能会出现皮肤干燥、瘙痒、起泡或脱皮。这些取决于身体的哪个部位接受放疗。治疗结束后几周，皮肤问题一般会消失。放疗期间应穿宽松、棉质的贴身衣服，避免碰到放疗部位。如果皮肤损伤成为严重问题，如破溃局部可涂些湿润烫伤膏，并暂停放疗。

（5）全身反应：放疗患者可能会感到疲倦或疲惫。疲劳程度通常取决于治疗计划。例如，放疗联合化疗可能导致更疲劳，具体表现为一系列的功能紊乱与失调，如精神不振、食欲下降、身体衰弱、困倦、恶心呕吐、食后胀满等，轻者可不做处理，重者应及时治疗。保持适量的体力活动可以帮助缓解与癌症相关的疲劳；控制压力和治疗抑郁和焦虑往往可以减轻疲劳，多听舒缓的音乐、冥想或者练瑜伽等；按时入睡，提高睡眠质量，均衡的饮食可以帮助消除疲劳。

（6）黏膜反应：少见，表现为口腔黏膜红肿、红斑、充血，分泌物减少，口干，稍痛，进食略少。其间，要保持口腔清洁，饭后用软毛刷双氟牙膏刷牙，进软食，勿食过冷、过硬、过热食物，禁辛辣刺激性食物，戒烟酒，可服用清热解毒类药物。

此外，还有放射性肺炎、食管炎、膀胱炎等其他不良反应。

随着现代科技进步，放疗的精准化治疗如拓姆刀（TOMO刀）等精准定位放疗设备的应用，使上述不良反应逐渐减少。对抗放疗副作用需要提高机体免疫力，增强患者自身抗病能力。免疫力得到稳定后，机体具有较好的抵抗力，才能更好地对抗放疗带来的不良反应。放疗对一些疾病的治疗还是非常有用的，病友应配合医生的治疗，使疾病得到及时的治疗，不良反应也可得到有效控制，让机体恢复健康。

免疫治疗和靶向治疗，傻傻分不清楚

免疫治疗是指针对机体过低或过高的免疫状态，人为地增强或抑制机体的免疫功能以达到治疗疾病目的的治疗方法。免疫治疗的方法有很多，适用于多种疾病的治疗。肿瘤的免疫治疗是为了激活人体免疫系统，依靠自身免疫机能杀灭癌细胞和肿瘤组织。与以往的手术、化疗、放疗和靶向治疗不同的是，免疫治疗针对的目标不是肿瘤细胞和组织，而是人体自身的免疫系统。下面用近几年非常火热的新型免疫治疗药物——PD-1和PD-L1抑制剂作为例子。PD-1（程序性死亡受体 1）是一种重要的免疫抑制分子，以 PD-1 为靶点的免疫调节对抗肿瘤、抗感染、抗自身免疫性疾病及器官移植存活等均有重要的意义。其配体 PD-L1 也可作为靶点，相应的抗体也可以起到相同的作用。PD-1 和 PD-L1 结合启动 T 细胞的程序性死亡，使肿瘤细胞获得免疫逃逸。PD-1 和 PD-L1 抑制剂是阻断 PD-1 通路的一类新药，可激活免疫系统以攻击肿瘤，并用于治疗某些类型的癌症。随着我国医药科技的进步，如 PD-1 抑制剂这类新药，我国已有自主原研新药，并且已经走向世界，为人类健康事业做出中国的贡献。

靶向治疗，是在细胞分子水平上，针对已经明确的致癌位点的治疗方式，这个位点可以是肿瘤细胞内部的一个蛋白，也可以是一个基因片段。根据目标位点设计相应的治疗药物，药物进入体内会特异性地选择致癌位点来相结合发生作用，使肿瘤细胞死亡，而不会波及肿瘤周围的正常组织细胞，具有很强的精准杀伤能力，因此分子靶向治疗又被称为"生物导弹"。

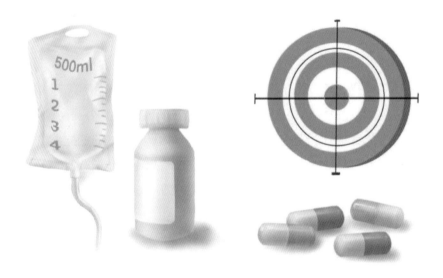

免疫药物（左）和靶向药物（右）

泌尿系统肿瘤如何治疗？

在泌尿系统中，肾脏有可能产生肿瘤，而肾盂以下为有管道的脏器，腔内均覆盖尿路上皮，所接触的内环境都是尿液，致癌物质常通过尿液使尿路上皮发生肿瘤，因此肾盂、输尿管、膀胱、尿道的尿路上皮肿瘤均有其共性，并可能多器官发病。尿液在膀胱内停留时间最长，所以引起的膀胱癌也最为常见。如今，手术仍是治疗肾癌及尿路上皮癌（常见的肾盂癌、输尿管癌、膀胱癌等）最重要的治疗手段。

对于转移性肾癌，也正是大家普遍理解中的"晚期癌症"，手术治疗已经不能将患者完全治愈，这个时候就需要通过姑息手术结合药物治疗来缓解症状，改善患者的生活质量，延长患者的生命周期。此时，化疗和放疗就有了用武之地，而且近些年的研究结果显示，靶向治疗药物及免疫治疗药物在转移性肾癌的治疗中得到迅速推广。

对于膀胱癌，可以进行化疗。其中膀胱灌注化疗是一种局部化疗的手段，将化疗药物直接灌注进膀胱内，不仅可以减少化疗药物对于全身的损伤，也能让化疗药物第一时间抵达病灶。膀胱灌注治疗除了灌注化疗药物，还可以灌注免疫药物，临床研究认为膀胱灌注卡介苗的疗效比灌注化疗药物更好，但是灌注卡介苗需要持续的时间也更长。

前列腺癌的患者早期可经过手术及放疗得到治愈，病情发展到后期，也逃不过放化疗的阶段。当抑制前列腺癌的药物无效后，化疗药物能够接替它继续工作，控制疼痛，改善患者的生活质量，延长患者的生命周期。

家中常备好放心

注意卫生最重要

女性卫生健康

为了防止泌尿系统疾病的发生，养成良好的卫生习惯是非常重要的一环。尤其是对于女性而言。前文也提到过，女性尿道短，容易出现上行性的尿路感染，因此会阴部的清洁卫生就尤为重要了。

如何该怎么做才能预防尿路疾病呢？

首先，女性要定期清洗会阴部，不但要保证衣物的干净整洁，保持自己容颜的青春永驻，更重要的工作还包括个人的清洁问题。部分女性对这方面也是相当的重视，会在家中常备各类"功能齐全"的消毒剂，而且清洁工作做的是密不透风。其实，不一定需要其他消毒剂或洗剂，因为有些消毒剂和洗剂会对皮肤黏膜产生刺激，反而坏了大事。曾经就有人使用酒精溶液或者热水来清洗会阴部的，损伤皮肤及黏膜，导致排尿疼痛、尿频等一系列后果。

那么平时该如何清洗会阴部呢？最好的办法就是定期使用温水清洗会阴部，定期更换衣物、床单等贴身用品，通过阳光暴晒，来消除病原微生物对健康、优质生活的威胁。

其次，由于女性特殊的生理结构，尿道短，而且离肛门比较近。所以，在日常生活中就有一个小的细节需要特别注意，就是排解大便后，应该用纸从前向后清洁擦拭肛门，防止大便向前污染尿道及阴道。如果有条件的话，提倡清水清洁会阴肛门区域。

如何预防尿路感染？

女性是容易反复出现尿路感染的群体。除了前面讲的尿道短的原因，女性由于性行为以及生育、存在绝经期等原因，很多人可能会出现多次尿路感染。那么对这种经常出现尿路感染情况，除了前面所讲的预防措施，还要怎么预防呢？

第一，每天要多饮水，保证排尿量。第二，良好的卫生条件为我们保驾护航，每次同房前双方要注意清洗，同房后女性要及时清洗会阴和排尿。第三，必要时可在性生活后服用抗生素预防尿路感染。第四，绝经期妇女，外用雌激素替代治疗可使阴道菌群恢复正常。当抗生素耐药性限制了抗生素治疗的有效性时，可选用雌三醇乳膏等进行治疗。

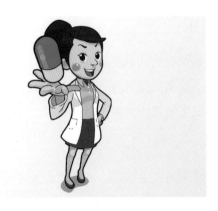

遵医嘱服药

如何预防性传播疾病？

性生活的安全跟健康也与泌尿系统疾病息息相关，大家要提高对性病危害的认识，坚决预防性传播疾病：

第一，洁身自好。许多性病在早期往往没有症状，如淋病、生殖器疱疹、尖锐湿疣、非淋菌性尿道炎、艾滋病等，感染后不能被及时识别，洁身自爱是杜绝性病最可靠的措施。

第二，在高危性行为时必须使用安全套。性病主要靠接触传播，安全套能起到一定的预防作用，但仍有很多失败的机会，因此决不能把安全套看成保险套。

第三，发现异常时应避免性交。当发现性伴侣外生殖器有病损、溃疡或异常分泌物等，应当避免性交，并及时到医院进行诊治。

第四，避免某些性行为方式。因口腔、直肠的上皮通常比阴道上皮娇嫩，所以口交、肛交等性行为比经阴道性交更易损伤黏膜，发生性病感染。

老年人应该如何预防尿路疾病呢？

还有一类人群，应该提高警惕，那就是老年人。老年人全身免疫功能逐步减退，常合并糖尿病、高血压、营养不良等基础疾病，而且尿道和膀胱等器官组织的黏膜可发生萎缩、变薄等退行性改变，导致防御功能降低，再加上饮水量减少、长期卧床、留置导尿管等情况，使得老年人成为尿路疾病的高危人群。

除保持会阴部清洁及适当的多饮水外，还要进行适当运动，保持心情舒畅，避免受凉、过度劳累、憋尿等不良行为。此外，还要积极治疗合并疾病，如控制血糖、及时处理尿路梗阻等，让老年人的身体处于一个良好的状态。对长期留置导尿管的老年人，首先保证尿液引流通畅，防止引流管弯折，注意引流袋的位置要低于膀胱，定时放尿，防止尿液返流到膀胱；此外，尿管是身体同外界连通的一条通道，要维持尿管、尿袋整个引流的密闭性，防止细菌进入，不重复使用尿袋，定期更换尿袋，而且可以在开放尿袋排尿前后，消毒排尿开口处。

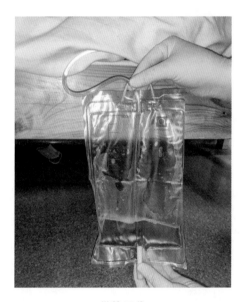

勤换尿袋

儿童如何预防尿路感染？

最后一类高危人群就是儿童。相比较而言，孩子比成人更容易患尿路感染。尿路感染的原因主要有以下几点：

（1）会阴部不清洁，导致细菌侵入尿道口，诱发尿路感染。

（2）孩子的免疫功能发育不成熟，抗感染能力弱。

（3）憋尿或便秘也有促发尿路感染的风险。

（4）当孩子患呼吸道细菌感染或皮肤细菌感染时，细菌经血液到达肾、输尿管、膀胱、尿道，引起感染。

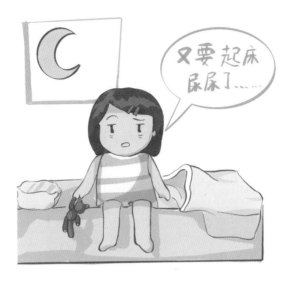

儿童尿路感染

预防孩子患上尿路感染，保持清洁是关键。孩子的尿布或内裤脏了要及时更换，保持会阴部的清洁干燥。如果尿布重复使用，要将尿布煮沸消毒或用开水烫洗。孩子学会自己大小便后，要教会孩子便后正确擦屁股的方法，擦的方向是由尿道向肛门的方向（由前向后擦干净），尤其是女孩，更要注意。家里如果有男孩子的话，家长要注意观察他的生殖器的生长发育情况，多数男孩子有包皮过长或包茎的情况。包皮过长的孩子，家长在给男孩清洗会阴部时可以将包皮向后退，教会孩子清洗包皮内的污垢，清洁的动作要轻柔，避免损伤黏膜。包茎的孩子，一方面不能将包皮向后退，露出包皮里边的龟头，清洗包皮内污垢；另一方面，排尿可能受影响，尿流是细细的一条线，或者先在前边鼓个大包，然后才排尿。所以包茎容易发生龟头包皮炎，如果出现这种情况，一般来说家长是没办法帮孩子做会阴部的清洁的，要及时到医院让泌尿外科医生来处理，根据孩子具体情况选择是否进行包皮环切手术。

不管是成年人、老年人、还是儿童，都需要注意会阴部的卫生，养成良好的个人习惯，才能远离尿路感染的困扰。

饮食习惯多留心

中国人的疾病预防，总离不开"吃、喝"二字。能吃什么，不能吃什么，应该怎么吃，病人问医生最多的也无非这三个问题。那么在预防泌尿系统相关疾病的时候，又该如何吃喝呢?

多喝水

多喝水总是个不会错的选择。我们从小就听惯了家长的唠叨：多喝水，多喝热水。其实，在遇到尿路感染、尿路结石等泌尿系统常见病的时候，多喝水确实有良好的作用。

泌尿系统结石的形成跟尿液中的盐过度饱和有关系，大量饮水能够起到稀释尿液的作用。一方面减少了尿盐沉淀，防止尿盐结晶形成尿结石；另一方面，多喝水还能增加尿量，让人体内较小的尿路结石加速排出体外。如果每天能增加50%的尿量，就可使结石的发病率下降86%。清晨起来一杯水，晚上睡前一杯水，日间也要均匀地多喝水。很多人担心临睡前喝太多水要起来上厕所，其实临睡前喝水，可以保持夜间尿液稀释状态，从而降低尿路结石的发生。若天热出汗多时，还要适当增加喝白开水的量，普通人要使排尿量保持在每日2000mL左右，肾结石患者最好使每日的排尿量保持在3000mL左右。

一些孕妇会在妊娠期间受到尿路结石的困扰，在忍受腰痛的同时，还要担心流产、早产、感染等并发症。而往往有些输尿管结石通过B超检查很难被发现，这个时候进一步的X线检查又会担心辐射对宝宝的影响，宝妈可谓是进退两难。小宝贝的存在，使得宝妈们在诊疗方式的选择上举步维艰。因此，对于准备怀孕的女性，平时一定要注意健康饮水，预防尿路结石的形成，做好准备迎接新生命的到来。

医生经常把人体的泌尿系统比作下水道，下水道需要经常用水来冲刷清洁，同样的道理，人体的"排水管道"也需要"水"来冲刷，而这里的"水"就是排出的尿液。饮水多，排尿也多，尿液会持续不断地冲刷排尿管道，即使有细菌侵犯，在尿液冲洗下不易立足繁殖，就大大减少了尿路感染的机会。

此外，每日饮水应当多喝白水。而无糖的咖啡、茶、牛奶和豆类饮品，有益于健康，可适当饮用，但那些低营养、高热量的饮料则要少喝，更不能代替水。同时，要严格限制含糖饮料的摄入。

矿物质摄取要充分

有的人可能以为，尿路结石就是因为钙摄取得太多了，所以从此与豆腐、牛奶、骨头汤这些"高钙子弟"相忘于江湖，这个想法是十分错误的。含钙丰富的食物可以吃，只是不能过量而已。

尿路结石中最常见的一类为草酸钙结石，可以形象的认为是"钙哥哥"跟"草酸妹妹"结合，才有了草酸钙。饮食中含有的钙离子与草酸根，初次相见于肠道，如果正常结合，可以随粪便排出，"潇洒走一回"。而我国居民饮食习惯偏素，肠道内过剩的没能结合成草酸钙的"草酸妹妹"，会被吸收入血液，最终在尿液中等到"钙哥哥"，在错误的时间、地点形成草酸钙，会进一步变成尿路结石，因此适当的摄取钙能够降低尿路结石发生。

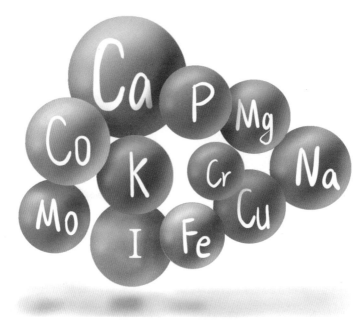

矿物质

相反，真正造成结石的原因，其实是钙摄取量不够，导致草酸不能在肠道与钙结合成草酸钙，从而排出体外，大量草酸被吸收，导致高草酸尿。而由于身体需要钙质维持生理机能，当钙摄取量不够时，骨头就会释放储存的钙至血液中，使血钙浓度升高，维持血液中钙的浓度。但是当血钙浓度升高，就容易使尿液中钙增多，最终同草酸结合，形成了恼人的结石。

容易长结石的人每日摄取 1000mg 的钙，可降低结石的发生率。另外，矿物质钾、镁属于碱性，可在肠道和尿道与草酸结合，抑制肠道对草酸的吸收，而且还能避免尿液偏酸性，降低尿钙排泄，防止结石形成。

当心"隐形杀手"

有一些隐藏在食物和药物中的物质，存在潜在的致癌风险，日常生活中要当心这些潜伏的"隐形杀手"，尽量避免将其摄入。

中药中常用的马兜铃科植物，含有一种成分马兜铃酸（AA），具有很强的肾脏毒性，能够诱发肾衰竭，并且它能够使基因突变，有诱发泌尿系统肿瘤和肝癌的风险，是目前了解比较多的一种致癌物质。大家在服用中药前一定要仔细了解中药的成分，不能判断是否存在致癌风险的时候要及时寻求医生的帮助。

临床工作中，医生会遇到很多患者，长了结石，总有很多"独家秘方"，想通过喝中药把结石排出来，事实上很多人知道的"金钱草""车前草""鸡内金"等中药，多具有清热利湿、通淋排石的作用，但这些中药药性偏寒凉，长时间仅用这类药物或辨证不当的服用，可能会出现胃口欠佳、精神疲倦等不适症状。而且，结石如果没有排出，会转为慢性梗阻，这时往往疼痛会逐渐缓解，很多人以为没有事了，放之任之，最终导致肾脏积水加重，肾脏功能损害，甚至需要切除患肾，悔之晚矣。因此得了结石，还是要到正规医院就诊，避免耽误病情。

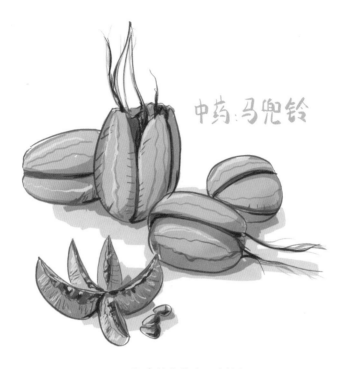

肾毒性中药（马兜铃）

　　还有一部分真菌毒素也具有类似的致癌性，通常会存在霉变的食物中，食用之后会出现肾毒性、肝毒性等，并且提升了机体癌变风险。因此尽量不要食用霉变的食物，冷藏的食物也要彻底加热后才能食用。

　　综上所述，为了预防泌尿系统疾病，要养成多喝水的好习惯，保障充足的矿物质摄取，避免致癌物质的摄入，使泌尿系统更健康。

贴心小药箱

你的家里常备有小药箱吗？你有没有留意过自己的家庭小药箱里都有些什么药？可不能忽略了泌尿科的常备药品，特别是尿路感染和前列腺增生等常见疾病的药物，家里是需要准备一些的。那么，我们该往家庭小药箱里添置些什么药呢？

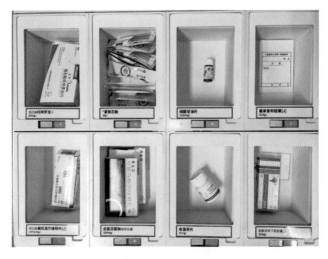

贴心小药箱

抗感染药

尿路感染是我们生活中能遇到的再寻常不过的泌尿科疾病，在妇女和老年人中尤为常见，甚至好多小朋友都会出现。那么针对感染，消炎药就必不可少。尿路感染一般以大肠埃希菌多见，所以有效的消炎药可以挑选二三代头孢类或者喹诺酮类的药物。头孢类药物如头孢地尼、头孢克肟等，而喹诺酮类药物如左氧氟沙星、莫西沙星等。这些消炎药都是抗生素，大部分药物无法在药店直接买到，而且像喹诺酮类药物不适用于孕产妇及 18 岁以下儿童，所以出现尿路感染的症状之后，还是要及时到医院就诊配药。此外，不同的药物由于其药理作用的不同，使用方法差别很大，在买到药物后，一定要遵照医嘱服用。很多人在服用药物后症状明显缓解，就早早地停药了，这就导致尿路感染出现细菌耐药的情况很多，因此要按疗程服用。

利尿剂

对于一些心脏功能和肾功能不是很好的老年人来说，时常会出现小便量少、腿脚肿的情况。这时候就需要利尿剂出场了。顾名思义，利尿剂作用于肾，增加电解质及水的排泄，可以使患者的尿量增多，起到消除水肿、降低血压的作用。常见的利尿剂有呋塞米、螺内酯等。不过利尿剂也是有副作用的，长期服用利尿剂可能会导致电解质紊乱、代谢失衡等情况，因此一定要遵医嘱服药，切忌随意改动剂量。在服药的同时，也要定期到医院检查肾功能、电解质等相关指标，避免出现严重的后果。

抗前列腺增生药物

前列腺增生几乎是所有中老年男性都迈不过去的一道坎，抗前列腺增生药物也自然成为泌尿科最常用的药物之一。常用的抗前列腺增生药物有 α–受体阻滞剂，这类药物能够选择性地作用于前列腺及膀胱颈的平滑肌，降低其张力，使尿道平滑肌松弛，改善排尿受阻症状。代表药物有坦索罗辛、赛洛多辛。除此以外，抗前列腺增生药物还包括 5α–还原酶抑制剂，其作用原理是降低体内雄激素的合成水平，使这一和前列腺增生有关的激素水平下降，达到治疗前列腺增生的目的。代表药物有非那雄胺。有些前列腺增生的患者，存在储尿期过度敏感，可以使用 M 受体拮抗剂，通过缓解逼尿肌过度兴奋，降低膀胱敏感性，改善尿频、尿急症状，代表药物有酒石酸托特罗定。医生可以根据患者的具体症状，选择一种或多种药物联合使用来达到治疗目的。此外，前列腺增生药物治疗并不能替代手术治疗，而前列腺癌的症状又跟前列腺增生类似，45 岁以上男性，如果存在排尿费力、尿线变细等排尿困难症状，应当在有条件的情况下，及时到泌尿外科专科就诊治疗。

抗尿路结石的药物

对于出现症状的尿路结石患者，建议先到医院评估结石的位置及大小，判断是否需要手术干预。如果是突然出现肾绞痛，首先选择非甾体类镇痛抗炎药物，比如双氯芬酸，一方面可以有效镇痛，另一方面可以缓解输尿管的水肿，改善症状。上述治疗前列腺增生的 α-受体阻滞剂（如坦索罗辛、赛洛多辛）也可以缓解输尿管平滑肌痉挛，缓解疼痛，促进排石。如果已经知道自己有高尿酸，或者曾经做过结石成分分析出尿酸及胱氨酸结石，那么家中常备枸橼酸氢钾钠，可以有效调节尿液的酸碱度，从而溶解结石。患者还可以服用一些促进排石的中成药，多饮水，以促进结石的排出。如果结石合并感染，那就和尿路感染一样，需要挑选有针对性的抗生素进行治疗。

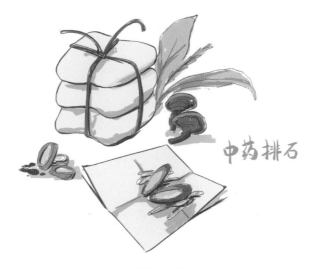

促排石中药

看了上面的这些推荐，你是不是对泌尿科的常备药有了一定的了解？

不过，任何疾病都是一样的，不能靠自己盲目服药来解决。比如前面讲的"明星药物"——枸橼酸氢钾钠。目前它被广泛用于泌尿系结石，堪称溶石界的"神药"，但是在使用这个药物前，应当测定血清电解质，并检查肾功能，不然可能会引起血液钾离子升高，导致心律失常等严重后果。此外，由于药物之间存在相互作用，枸橼酸氢钾钠与含铝的药物、乙酰水杨酸、弱碱性药物等可以发生反应，需要当心。最后，在服用枸橼酸氢钾钠时，需要用药品盒里配有的 pH 试纸监测每天尿液的 pH 值，针对不同成分的结石，只有达到目标 pH 值才会有最好的溶石效果！

所以，出现了自己不熟悉的症状或情况的时候一定要及时就医，根据医生的指导服药，避免让小病耽搁成了大病哦！